RICETTE PALEO 2021

SQUISITE RICETTE PER RIMANERE IN FORMA PER PRINCIPIANTI

MARINA LORENZI

Sommario

4

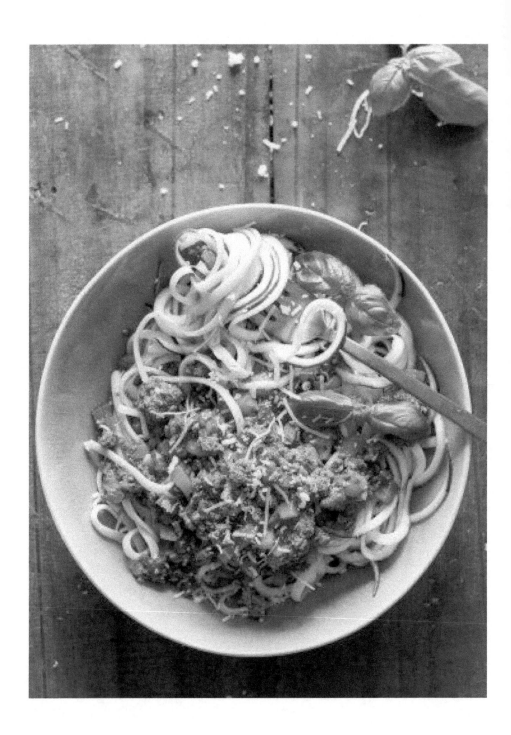

COSTOLETTE AFFUMICATE CON SALSA DI MELE E SENAPE

BAGNARE: 1 ora di riposo: 15 minuti di affumicatura: 4 ore di cottura: 20 minuti di cottura: 4 porzioni FOTO

IL SAPORE RICCO E LA CONSISTENZA CARNOSA DI COSTOLETTE AFFUMICATE RICHIEDE QUALCOSA DI FRESCO E CROCCANTE PER ACCOMPAGNARLO. QUASI TUTTI GLI SCHIAFFI ANDRANNO BENE, MA LO SCHIAFFO DI FINOCCHIO (VEDIRICETTA E NELLA FOTO QUI), È PARTICOLARMENTE BUONO.

COSTOLETTE

Da 8 a 10 pezzi di legno di mela o noce

Costolette di lonza di maiale da 3 a 3½ libbre

¼ di tazza di condimento affumicato (vedi ricetta)

SALSA

1 mela a cottura media, sbucciata, privata del torsolo e affettata sottilmente

¼ di tazza di cipolla tritata

¼ di tazza d'acqua

¼ di tazza di aceto di sidro

2 cucchiai di senape alla Digione (vedi ricetta)

2-3 cucchiai d'acqua

1. Almeno 1 ora prima dell'affumicatura, immergere i pezzi di legno in acqua a sufficienza per coprirli. Scolare prima dell'uso. Taglia il grasso visibile dalle costole. Se necessario, staccare la sottile membrana dal retro delle costole. Metti le costolette in una padella larga e poco profonda. Cospargere in modo uniforme con Condimento Affumicato; strofinare con le dita. Lasciar riposare a temperatura ambiente per 15 minuti.

2. In un affumicatore disporre i carboni preriscaldati, i pezzi di legno scolati e la vaschetta dell'acqua secondo le istruzioni del produttore. Versare l'acqua nella padella. Disporre le costine, con le ossa rivolte verso il basso, sulla griglia sopra la padella dell'acqua. (Oppure mettere le costine su una griglia; posizionare la griglia per costolette sulla griglia.) Coprire e affumicare per 2 ore. Mantenere una temperatura di circa 225 ° F nel fumatore per tutta la durata del fumo. Aggiungere altri carboni e acqua secondo necessità per mantenere la temperatura e l'umidità.

3. Nel frattempo, per la salsa mop, in una piccola casseruola unire le fette di mela, la cipolla e ¼ di tazza di acqua. Portare a ebollizione; ridurre il calore. Cuocere a fuoco lento, coperto, per 10-12 minuti o fino a quando le fette di mela sono molto tenere, mescolando di tanto in tanto. Raffreddare leggermente; trasferire la mela e la cipolla non scolate in un robot da cucina o in un frullatore. Coprire e frullare o frullare fino a ottenere un composto omogeneo. Rimetti la purea nella casseruola. Mescolare l'aceto e la senape alla Digione. Cuocere a fuoco medio-basso per 5 minuti, mescolando di tanto in tanto. Aggiungere 2-3 cucchiai d'acqua (o più, se necessario) per rendere la salsa la consistenza di una vinaigrette. Dividete la salsa in tre parti.

4. Dopo 2 ore, spennellare generosamente le costine con un terzo della salsa mop. Copri e fuma ancora 1 ora. Spennellate di nuovo con un altro terzo della salsa mop. Avvolgi ogni lastra di costole in un foglio pesante e rimetti le costole sull'affumicatore, sovrapponendole l'una

sull'altra se necessario. Coprire e affumicare per 1 o 1 ora e mezza in più o finché le costole sono tenere. *

5. Scartare le costole e spennellarle con il restante terzo della salsa mop. Tagliare le costolette tra le ossa per servire.

* Suggerimento: per testare la tenerezza delle costole, rimuovere con attenzione la pellicola da una delle lastre di costole. Raccogli la lastra con le pinze, tenendo la lastra per il quarto superiore della lastra. Capovolgi la lastra di costole in modo che il lato carnoso sia rivolto verso il basso. Se le costole sono tenere, la lastra dovrebbe iniziare a sfaldarsi mentre la raccogli. Se non è tenero, avvolgere di nuovo nella carta stagnola e continuare a fumare le costolette finché sono teneri.

COSTOLETTE DI MAIALE ALLA GRIGLIA AL FORNO CON ANANAS FRESCO

PREPARAZIONE: 20 minuti di cottura: 8 minuti di cottura: 1 ora e 15 minuti per: 4 porzioni

LE COSTOLETTE DI MAIALE IN STILE COUNTRY SONO CARNOSE, POCO COSTOSO E, SE TRATTATO NEL MODO GIUSTO, AD ESEMPIO COTTO A FUOCO LENTO E COTTO IN UN IMPASTO DI SALSA BARBECUE, DIVENTA TENERO E SI SCIOGLIE.

2 libbre di costine di maiale disossate in stile country

¼ di cucchiaino di pepe nero

1 cucchiaio di olio di cocco raffinato

½ tazza di succo d'arancia fresco

1 tazza e mezzo di salsa barbecue (vedere ricetta)

3 tazze di cavolo verde e / o rosso sminuzzato

1 tazza di carote sminuzzate

2 tazze di ananas tritato finemente

⅓ tazza di vinaigrette agli agrumi luminosi (vedi ricetta)

Salsa BBQ (vedi ricetta) (opzionale)

1. Preriscaldare il forno a 350 ° F. Cospargere la carne di maiale con pepe. In una padella extra capiente scaldare l'olio di cocco a fuoco medio-alto. Aggiungi le costine di maiale; cuocere per 8-10 minuti o fino a doratura, girando in modo uniforme. Mettere le costolette in una pirofila rettangolare da 3 quarti.

2. Per la salsa, aggiungi il succo d'arancia nella padella, mescolando per raschiare i pezzetti dorati. Incorporare 1 tazza e ½ di salsa barbecue. Versare la salsa sulle

costolette. Girare le costine per ricoprirle di salsa (se necessario, utilizzare un pennello da cucina per spennellare la salsa sulle costole). Coprire bene la teglia con un foglio di alluminio.

3. Cuocere le costine per 1 ora. Rimuovere la pellicola e spennellare le costine con la salsa dalla teglia. Cuocere per circa 15 minuti in più o fino a quando le costole sono tenere e dorate e la salsa si è leggermente addensata.

4. Nel frattempo, per lo slaw all'ananas, unire cavolo, carote, ananas e Bright Citrus Vinaigrette. Coprire e conservare in frigorifero fino al momento di servire.

5. Servire le costolette con slaw e, se lo si desidera, altra salsa barbecue.

GULASCH DI MAIALE PICCANTE

PREPARAZIONE: 20 minuti di cottura: 40 minuti per preparare: 6 porzioni

QUESTO STUFATO IN STILE UNGHERESE È SERVITO SU UN LETTO DI CAVOLO CAPPUCCIO CROCCANTE E APPENA APPASSITO PER UN PIATTO UNICO. SCHIACCIA I SEMI DI CUMINO IN UN MORTAIO E UN PESTELLO SE NE HAI UNO. IN CASO CONTRARIO, SCHIACCIALI SOTTO IL LATO LARGO DI UN COLTELLO DA CHEF PREMENDO DELICATAMENTE SUL COLTELLO CON IL PUGNO.

GULASCH

1 ½ libbra di carne di maiale macinata

2 tazze di peperoni rossi, arancioni e / o gialli tritati

¾ tazza di cipolla rossa tritata finemente

1 peperoncino rosso fresco piccolo, privato dei semi e tritato finemente (vedi mancia)

4 cucchiaini di Condimento Affumicato (vedi ricetta)

1 cucchiaino di semi di cumino, schiacciati

¼ di cucchiaino di maggiorana macinata o origano

1 tazza da 14 once di pomodori a cubetti senza sale, non scolati

2 cucchiai di aceto di vino rosso

1 cucchiaio di scorza di limone finemente sminuzzata

⅓ tazza di prezzemolo fresco sminuzzato

CAVOLO

2 cucchiai di olio d'oliva

1 cipolla media, affettata

1 cavolo cappuccio verde o rosso, privato del torsolo e tagliato a fettine sottili

1. Per il gulasch, in un grande forno olandese cuocere la carne di maiale macinata, i peperoni dolci e la cipolla a fuoco medio-alto per 8-10 minuti o fino a quando il maiale non

sarà più rosa e le verdure saranno croccanti e tenere, mescolando con un cucchiaio di legno per rompere la carne. Scolare il grasso. Riduci il calore al minimo; aggiungere il peperoncino rosso, il condimento affumicato, i semi di cumino e la maggiorana. Coprite e cuocete per 10 minuti. Aggiungere i pomodori non scolati e l'aceto. Portare a ebollizione; ridurre il calore. Cuocere a fuoco lento, coperto, per 20 minuti.

2. Nel frattempo, per il cavolo cappuccio, in una padella extra capiente scaldare l'olio a fuoco medio. Aggiungere la cipolla e cuocere finché non si ammorbidisce, circa 2 minuti. Aggiungi il cavolo; mescolare per unire. Riduci il calore al minimo. Cuocere per circa 8 minuti o fino a quando il cavolo è appena tenero, mescolando di tanto in tanto.

3. Per servire, disporre un po 'della miscela di cavolo su un piatto. Completare con il gulasch e spolverare con la scorza di limone e il prezzemolo.

POLPETTE DI SALSICCIA ITALIANA MARINARA CON FINOCCHI A FETTE E CIPOLLA SAUTÉ

PREPARAZIONE: 30 minuti di cottura: 30 minuti di cottura: 40 minuti di cottura: da 4 a 6 porzioni

QUESTA RICETTA È UN RARO ESEMPIO DI UN PRODOTTO IN SCATOLA CHE FUNZIONA ALTRETTANTO BENE, SE NON MEGLIO, DELLA VERSIONE FRESCA. A MENO CHE TU NON ABBIA POMODORI CHE SONO MOLTO, MOLTO MATURI, NON OTTERRAI UNA CONSISTENZA BUONA IN UNA SALSA USANDO POMODORI FRESCHI COME PUOI USARE POMODORI IN SCATOLA. ASSICURATI SOLO DI UTILIZZARE UN PRODOTTO SENZA SALE E, ANCORA MEGLIO, BIOLOGICO.

POLPETTE

- 2 uova grandi
- ½ tazza di farina di mandorle
- 8 spicchi d'aglio, tritati
- 6 cucchiai di vino bianco secco
- 1 cucchiaio di paprika
- 2 cucchiaini di pepe nero
- 1 cucchiaino di semi di finocchio, leggermente schiacciati
- 1 cucchiaino di origano essiccato, tritato
- 1 cucchiaino di timo essiccato, tritato
- ¼ a ½ cucchiaino di pepe di Caienna
- 1 ½ libbra di carne di maiale macinata

MARINARA

- 2 cucchiai di olio d'oliva
- 2 lattine da 15 once di pomodori schiacciati senza sale o una lattina da 28 once di pomodori schiacciati senza sale aggiunto

½ tazza di basilico fresco sminuzzato

3 finocchi medi, tagliati a metà, privati del torsolo e affettati sottilmente

1 cipolla dolce grande, tagliata a metà e affettata sottilmente

1. Preriscaldare il forno a 375 ° F. Foderare una grande teglia da forno bordata con carta da forno; mettere da parte. In una grande ciotola sbattete insieme le uova, la farina di mandorle, 6 spicchi d'aglio tritato, 3 cucchiai di vino, la paprika, 1 cucchiaino e mezzo di pepe nero, i semi di finocchio, l'origano, il timo e il pepe di Caienna. Aggiungere la carne di maiale; mescolare bene. Formare il composto di maiale in polpette da 1 ½ pollice (dovrebbero avere circa 24 polpette); disporre in un unico strato sulla teglia preparata. Cuocere per circa 30 minuti o fino a quando saranno leggermente dorati, girandoli una volta durante la cottura.

2. Nel frattempo, per la salsa marinara, in un forno olandese da 4-6 quarti scaldare 1 cucchiaio di olio d'oliva. Aggiungere i 2 spicchi d'aglio rimasti tritati; cuocere per circa 1 minuto o fino a quando non iniziano a dorare. Aggiungere velocemente i restanti 3 cucchiai di vino, i pomodori schiacciati e il basilico. Portare a ebollizione; ridurre il calore. Cuocere a fuoco lento, scoperto, per 5 minuti. Mescolare con cura le polpette cotte nella salsa marinara. Copri e fai sobbollire per 25-30 minuti.

3. Nel frattempo, in una grande padella scaldare il restante 1 cucchiaio di olio d'oliva a fuoco medio. Incorporare il finocchio e la cipolla tagliati a fettine. Cuocere per 8-10 minuti o finché sono teneri e leggermente dorati, mescolando spesso. Condire con il restante ½ cucchiaino

di pepe nero. Servire le polpette e la salsa marinara sopra il soffritto di finocchi e cipolla.

BARCHETTE DI ZUCCHINE RIPIENE DI MAIALE CON BASILICO E PINOLI

PREPARAZIONE: 20 minuti di cottura: 22 minuti di cottura: 20 minuti per: 4 porzioni

I BAMBINI ADORERANNO QUESTO PIATTO DIVERTENTE DA MANGIARE DI ZUCCHINE SVUOTATE RIPIENE DI CARNE DI MAIALE MACINATA, POMODORI E PEPERONI. SE TI PIACE, AGGIUNGI 3 CUCCHIAI DI PESTO AL BASILICO (VEDIRICETTA) AL POSTO DEL BASILICO FRESCO, DEL PREZZEMOLO E DEI PINOLI.

2 zucchine medie

1 cucchiaio di olio extravergine d'oliva

12 once di maiale macinato

¾ tazza di cipolla tritata

2 spicchi d'aglio, tritati

1 tazza di pomodori tritati

⅔ tazza di peperone giallo o arancione tritato finemente

1 cucchiaino di semi di finocchio, leggermente schiacciati

½ cucchiaino di peperoncino tritato

¼ di tazza di basilico fresco sminuzzato

3 cucchiai di prezzemolo fresco tritato

2 cucchiai di pinoli, tostati (vedi mancia) e tritato grossolanamente

1 cucchiaino di scorza di limone finemente sminuzzata

1. Preriscaldare il forno a 350 ° F. Tagliare a metà le zucchine nel senso della lunghezza e raschiare con cura il centro, lasciando un guscio spesso ¼ di pollice. Tritate grossolanamente la polpa di zucchine e mettetela da parte. Disporre le metà delle zucchine, tagliate a faccia in su, su una teglia rivestita di carta stagnola.

2. Per il ripieno, in una padella capiente scaldare l'olio d'oliva a fuoco medio-alto. Aggiungi carne di maiale macinata;

cuocere fino a quando non sarà più rosa, mescolando con un cucchiaio di legno per rompere la carne. Scolare il grasso. Riduci la fiamma a una temperatura media. Aggiungere la polpa di zucchine, la cipolla e l'aglio messi da parte; cuocere e mescolare per circa 8 minuti o fino a quando la cipolla è morbida. Incorporare i pomodori, il peperone dolce, i semi di finocchio e il peperoncino tritato. Cuocere per circa 10 minuti o fino a quando i pomodori sono morbidi e iniziano a rompersi. Togli la padella dal fuoco. Incorporare il basilico, il prezzemolo, i pinoli e la buccia di limone. Dividere il ripieno tra i gusci di zucchine, ammucchiando leggermente. Cuocere per 20-25 minuti o fino a quando i gusci di zucchine sono teneri e croccanti.

CIOTOLE DI PASTA DI MAIALE AL CURRY E ANANAS CON LATTE DI COCCO ED ERBE AROMATICHE

PREPARAZIONE: 30 minuti di cottura: 15 minuti di cottura: 40 minuti per 4 porzioni
FOTO

1 zucca spaghetti grande

2 cucchiai di olio di cocco raffinato

1 libbra di carne di maiale macinata

2 cucchiai di scalogno tritato finemente

2 cucchiai di succo di lime fresco

1 cucchiaio di zenzero fresco tritato

6 spicchi d'aglio, tritati

1 cucchiaio di citronella tritata

1 cucchiaio di curry rosso in polvere stile thailandese senza sale

1 tazza di peperone rosso tritato

1 tazza di cipolla tritata

½ tazza di carote tagliate a julienne

1 baby bok choy, a fette (3 tazze)

1 tazza di funghi champignon freschi affettati

1 o 2 peperoncini thailandesi, tagliati a fettine sottili (vedi mancia)

1 lattina da 13,5 once di latte di cocco naturale (come Nature's Way)

½ tazza di brodo di ossa di pollo (vedi ricetta) o brodo di pollo senza sale

¼ di tazza di succo di ananas fresco

3 cucchiai di burro di anacardi non salato senza olio aggiunto

1 tazza di ananas fresco a cubetti, a cubetti

Spicchi di lime

Coriandolo fresco, menta e / o basilico thailandese

Anacardi tostati tritati

1. Preriscaldare il forno a 400 ° F. Cuocere al microonde gli spaghetti alla zucca alta per 3 minuti. Tagliare con cura la zucca a metà nel senso della lunghezza e raschiare i semi. Strofina 1 cucchiaio di olio di cocco sui lati tagliati della zucca. Mettere le metà della zucca, tagliare i lati verso il basso, su una teglia. Cuocere per 40-50 minuti o finché la zucca non può essere forata facilmente con un coltello. Usando i rebbi di una forchetta, grattate la polpa dai gusci e tenetela in caldo fino al momento di servire.

2. Nel frattempo, in una ciotola media unire il maiale, lo scalogno, il succo di lime, lo zenzero, l'aglio, la citronella e il curry in polvere; mescolare bene. In una padella extra capiente scalda il restante cucchiaio di olio di cocco a fuoco medio-alto. Aggiungere la miscela di maiale; cuocere fino a quando non sarà più rosa, mescolando con un cucchiaio di legno per rompere la carne. Aggiungere il peperone dolce, la cipolla e la carota; cuocere e mescolare per circa 3 minuti o fino a quando le verdure saranno croccanti e tenere. Incorporare il bok choy, i funghi, i peperoncini, il latte di cocco, il brodo di ossa di pollo, il succo di ananas e il burro di anacardi. Portare a ebollizione; ridurre il calore. Aggiungi l'ananas; cuocere a fuoco lento, scoperto, finché non viene riscaldato.

3. Per servire, dividere gli spaghetti di zucca in quattro ciotole. Versare il maiale al curry sulla zucca. Servire con spicchi di lime, erbe aromatiche e anacardi.

TORTINI DI MAIALE ALLA GRIGLIA PICCANTI CON INSALATA DI CETRIOLI PICCANTI

PREPARAZIONE: Griglia per 30 minuti: 10 minuti di riposo: 10 minuti per: 4 porzioni

LA CROCCANTE INSALATA DI CETRIOLI AROMATIZZATO CON MENTA FRESCA È UN COMPLEMENTO RINFRESCANTE E RINFRESCANTE PER GLI HAMBURGER DI MAIALE PICCANTI.

⅓ tazza di olio d'oliva

¼ di tazza di menta fresca tritata

3 cucchiai di aceto di vino bianco

8 spicchi d'aglio, tritati

¼ di cucchiaino di pepe nero

2 cetrioli medi, tagliati a fettine sottili

1 cipolla piccola, tagliata a scaglie sottili (circa ½ tazza)

Carne di maiale macinata da 1¼ a 1½ libbre

¼ di tazza di coriandolo fresco tritato

1 o 2 peperoncini jalapeño o serrano freschi medi, privati dei semi (se lo si desidera) e tritati finemente (vedere mancia)

2 peperoni dolci rossi medi, privati dei semi e tagliati in quarti

2 cucchiaini di olio d'oliva

1. In una grande ciotola sbatti insieme ⅓ tazza di olio d'oliva, menta, aceto, 2 spicchi d'aglio tritati e pepe nero. Aggiungere i cetrioli e la cipolla affettati. Mescolare fino a quando non è ben ricoperto. Copri e lascia raffreddare fino al momento di servire, mescolando una o due volte.

2. In una grande ciotola unire la carne di maiale, il coriandolo, il peperoncino e gli altri 6 spicchi d'aglio tritati. Formare quattro polpette spesse ¾ pollici. Spennellate

leggermente i quarti di pepe con i 2 cucchiaini di olio d'oliva.

3. Per una griglia a carbone oa gas, posizionare le polpette e i quarti di peperone dolce direttamente a fuoco medio. Coprire e grigliare fino a quando un termometro a lettura istantanea inserito nei lati delle polpette di maiale non registra 160 ° F e i quarti di pepe sono teneri e leggermente carbonizzati, girando i tortini e i quarti di pepe una volta a metà cottura. Attendere da 10 a 12 minuti per le polpette e da 8 a 10 minuti per i quarti di pepe.

4. Quando i quarti di pepe sono cotti, avvolgerli in un foglio di alluminio per racchiuderli completamente. Lasciar riposare per circa 10 minuti o finché non si raffredda abbastanza da poter essere maneggiato. Usando un coltello affilato, staccare con cura le bucce di pepe. Affettare sottili quarti di pepe nel senso della lunghezza.

5. Per servire, mescolare l'insalata di cetrioli e il cucchiaio in modo uniforme su quattro grandi piatti da portata. Aggiungi un tortino di maiale a ogni piatto. Impilare le fette di peperone rosso in modo uniforme sopra i tortini.

PIZZA IN CROSTA DI ZUCCHINE CON PESTO DI POMODORI SECCHI, PEPERONI DOLCI E SALSICCIA ITALIANA

PREPARAZIONE: 30 minuti di cottura: 15 minuti di cottura: 30 minuti per: 4 porzioni

QUESTA È LA PIZZA COLTELLO E FORCHETTA. ASSICURATI DI PREMERE LEGGERMENTE LA SALSICCIA E I PEPERONI NELLA CROSTA RICOPERTA DI PESTO IN MODO CHE I CONDIMENTI ADERISCANO ABBASTANZA DA CONSENTIRE ALLA PIZZA DI TAGLIARE BENE.

2 cucchiai di olio d'oliva

1 cucchiaio di mandorle tritate finemente

1 uovo grande, leggermente sbattuto

½ tazza di farina di mandorle

1 cucchiaio di origano fresco sminuzzato

¼ di cucchiaino di pepe nero

3 spicchi d'aglio, tritati

3½ tazze di zucchine sminuzzate (2 medie)

Salsiccia Italiana (vedi ricetta, sotto)

1 cucchiaio di olio extravergine d'oliva

1 peperone dolce (giallo, rosso o metà di ciascuno), privato dei semi e tagliato a listarelle molto sottili

1 cipolla piccola, tagliata a fettine sottili

Pesto di Pomodori Secchi (vedi ricetta, sotto)

1. Preriscaldare il forno a 425 ° F. Spennellate una teglia per pizza da 12 pollici con i 2 cucchiai di olio d'oliva. Cospargere di mandorle tritate; mettere da parte.

23

2. Per la crosta, in una grande ciotola unire l'uovo, la farina di mandorle, l'origano, il pepe nero e l'aglio. Metti le zucchine sminuzzate in un asciugamano pulito o in una garza. Avvolgere strettamente

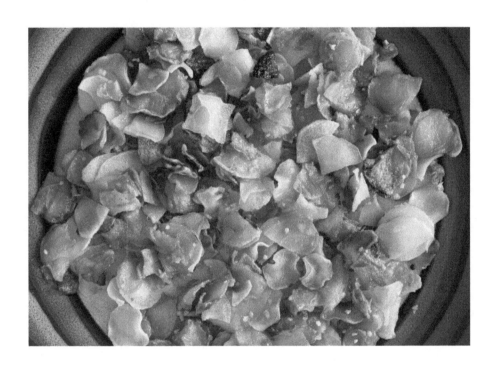

COSCIA D'AGNELLO AFFUMICATA AL LIMONE E CORIANDOLO CON ASPARAGI GRIGLIATI

BAGNARE: 30 minuti di preparazione: 20 minuti alla griglia: 45 minuti di riposo: 10 minuti per preparare da 6 a 8 porzioni

SEMPLICE MA ELEGANTE, QUESTO PIATTO CARATTERIZZA DUE INGREDIENTI CHE ENTRANO IN GIOCO IN PRIMAVERA: L'AGNELLO E GLI ASPARAGI. TOSTARE I SEMI DI CORIANDOLO NE ESALTA IL SAPORE CALDO, TERROSO, LEGGERMENTE PICCANTE.

1 tazza di trucioli di legno di noce americano

2 cucchiai di semi di coriandolo

2 cucchiai di scorza di limone finemente sminuzzata

1 cucchiaino e mezzo di pepe nero

2 cucchiai di timo fresco tritato

1 cosciotto di agnello disossato da 2 a 3 libbre

2 mazzi di asparagi freschi

1 cucchiaio di olio d'oliva

¼ di cucchiaino di pepe nero

1 limone, tagliato in quarti

1. Almeno 30 minuti prima della cottura a affumicatura, in una ciotola immergere le chips di noce americano in acqua a sufficienza per coprirle; mettere da parte. Nel frattempo, in una piccola padella tostare i semi di coriandolo a fuoco medio per circa 2 minuti o fino a quando non sono fragranti e scoppiettanti, mescolando spesso. Rimuovere i semi dalla padella; lasciate raffreddare. Quando i semi si saranno raffreddati, schiacciateli grossolanamente in un mortaio e un pestello (oppure mettete i semi su un

tagliere e schiacciateli con il dorso di un cucchiaio di legno). In una piccola ciotola unire i semi di coriandolo schiacciati, la scorza di limone, 1 cucchiaino e mezzo di pepe e il timo; mettere da parte.

2. Rimuovere la rete dall'arrosto di agnello, se presente. Su un piano di lavoro aprire l'arrosto con la parte grassa rivolta verso il basso. Cospargere metà della miscela di spezie sulla carne; strofinare con le dita. Arrotolare l'arrosto e legarlo con 4-6 pezzi di spago da cucina 100% cotone. Cospargere la miscela di spezie rimanenti sulla parte esterna dell'arrosto, premendo leggermente per far aderire.

3. Per una griglia a carbone, disporre i carboni medio-caldi attorno a una leccarda. Prova a fuoco medio sopra la padella. Cospargere i trucioli di legno scolati sulla brace. Posizionare l'arrosto di agnello sulla griglia sopra la leccarda. Coprire e affumicare per 40-50 minuti a temperatura media (145 ° F). (Per un barbecue a gas, preriscaldare il grill. Ridurre il calore a medio. Regolare per la cottura indiretta. Affumicare come sopra, tranne aggiungere trucioli di legno scolati secondo le istruzioni del produttore.) Coprire l'arrosto con un foglio di carta stagnola. Lasciar riposare per 10 minuti prima di affettare.

4. Nel frattempo, tagliare le estremità legnose degli asparagi. In una ciotola capiente condite gli asparagi con l'olio d'oliva e ¼ di cucchiaino di pepe. Disporre gli asparagi attorno ai bordi esterni della griglia, direttamente sulla brace e perpendicolarmente alla griglia. Coprire e

grigliare per 5 o 6 minuti fino a quando diventano teneri e croccanti. Spremi gli spicchi di limone sugli asparagi.

5. Rimuovere lo spago dall'arrosto di agnello e affettare sottilmente la carne. Servire la carne con asparagi alla griglia.

SPEZZATINO DI AGNELLO CON SPAGHETTI DI RADICE DI SEDANO

PREPARAZIONE: 30 minuti di cottura: 1 ora e 30 minuti per 6 porzioni

LA RADICE DI SEDANO HA UN ASPETTO COMPLETAMENTE DIVERSO IN QUESTO SPEZZATINO CHE NELLA LAMB HOT POT (VEDI RICETTA). UN'AFFETTATRICE MANDOLINA VIENE UTILIZZATA PER CREARE STRISCE MOLTO SOTTILI DELLA RADICE DOLCE E DAL SAPORE DI NOCCIOLA. LE "TAGLIATELLE" CUOCIONO A FUOCO LENTO NELLO SPEZZATINO FINCHÉ NON SONO TENERE.

2 cucchiaini di condimento al limone e erbe aromatiche (vedi ricetta)

1 ½ libbra di carne di agnello in umido, tagliata a cubetti da 1 pollice

2 cucchiai di olio d'oliva

2 tazze di cipolle tritate

1 tazza di carote tritate

1 tazza di rape a dadini

1 cucchiaio di aglio tritato (6 spicchi)

2 cucchiai di concentrato di pomodoro senza sale

½ tazza di vino rosso secco

4 tazze di brodo di ossa di manzo (vedere ricetta) o brodo di carne senza sale

1 foglia di alloro

2 tazze di zucca a cubetti da 1 pollice

1 tazza di melanzane a dadini

1 libbra di radice di sedano, sbucciata

Prezzemolo fresco tritato

1. Preriscaldare il forno a 250 ° F. Cospargere il condimento alle erbe aromatiche in modo uniforme sull'agnello. Mescola delicatamente per ricoprire. Riscalda un forno olandese da 6 a 8 quarti a fuoco medio-alto. Aggiungere 1

cucchiaio di olio d'oliva e metà dell'agnello condito al forno olandese. Far rosolare la carne in olio bollente su tutti i lati; trasferire la carne rosolata in un piatto e ripetere con il restante agnello e olio d'oliva. Riduci la fiamma a una temperatura media.

2. Aggiungere cipolle, carote e rape nella pentola. Cuocere e mescolare le verdure per 4 minuti; aggiungere l'aglio e il concentrato di pomodoro e cuocere ancora 1 minuto. Aggiungere il vino rosso, il brodo di ossa di manzo, la foglia di alloro e la carne conservata e gli eventuali succhi accumulati nella pentola. Portare la miscela a ebollizione. Copri e metti il forno olandese nel forno preriscaldato. Cuocere per 1 ora. Mescolare la zucca e le melanzane. Rimettere in forno e cuocere per altri 30 minuti.

3. Mentre lo stufato è in forno, usa una mandolina per affettare sottilmente la radice di sedano. Tagliare le fette di radice di sedano in strisce larghe ½ pollice. (Dovresti avere circa 4 tazze.) Mescola le strisce di radice di sedano nello stufato. Cuocere a fuoco lento per circa 10 minuti o finché sono teneri. Rimuovere e scartare la foglia di alloro prima di servire lo stufato. Cospargere ogni porzione con prezzemolo tritato.

COSTOLETTE DI AGNELLO FRANCESI CON CHUTNEY DI MELOGRANO E DATTERI

PREPARAZIONE: 10 minuti di cottura: 18 minuti di raffreddamento: 10 minuti per: 4 porzioni

IL TERMINE "FRENCHED" SI RIFERISCE A UNA COSTOLADA CUI SONO STATI RIMOSSI GRASSO, CARNE E TESSUTO CONNETTIVO CON UNO SPELUCCHINO AFFILATO. È UNA PRESENTAZIONE ATTRAENTE. CHIEDI AL TUO MACELLAIO DI FARLO O PUOI FARLO DA SOLO.

CHUTNEY

½ tazza di succo di melograno non zuccherato

1 cucchiaio di succo di limone fresco

1 scalogno, sbucciato e tagliato a rondelle sottili

1 cucchiaino di scorza d'arancia finemente sminuzzata

⅓ tazza di datteri Medjool tritati

¼ di cucchiaino di peperone rosso tritato

¼ di tazza di arilli di melograno *

1 cucchiaio di olio d'oliva

1 cucchiaio di prezzemolo italiano fresco tritato (a foglia piatta)

COSTOLETTE DI AGNELLO

2 cucchiai di olio d'oliva

8 costolette di agnello alla francese

1. Per il chutney, in una piccola padella unire il succo di melograno, il succo di limone e lo scalogno. Portare a ebollizione; ridurre il calore. Cuocere a fuoco lento, scoperto, per 2 minuti. Aggiungere la buccia d'arancia, i datteri e il peperoncino tritato. Lasciar riposare finché

31

non si raffredda, circa 10 minuti. Mescolare gli arilli di melograno, 1 cucchiaio di olio d'oliva e il prezzemolo. Mettere da parte a temperatura ambiente fino al momento di servire.

2. Per le costolette, in una padella capiente scaldare i 2 cucchiai di olio d'oliva a fuoco medio. Lavorando in lotti, aggiungi le costolette alla padella e cuoci per 6-8 minuti per mediamente al sangue (145 ° F), girando una volta. Top braciole con chutney.

* Nota: i melograni freschi e i loro arilli, o semi, sono disponibili da ottobre a febbraio. Se non riesci a trovarli, usa i semi secchi non zuccherati per aggiungere croccantezza al chutney.

COSTOLETTE DI LOMBATA DI AGNELLO CHIMICHURRI CON ZUPPA DI RADICCHIO SALTATA

PREPARAZIONE: 30 minuti di marinatura: 20 minuti di cottura: 20 minuti per: 4 porzioni

IN ARGENTINA, IL CHIMICHURRI È IL CONDIMENTO PIÙ POPOLARECHE ACCOMPAGNA LA RINOMATA BISTECCA ALLA GRIGLIA IN STILE GAUCHO DI QUEL PAESE. CI SONO MOLTE VARIANTI, MA LA SALSA ALLE ERBE DENSA È SOLITAMENTE COSTRUITA ATTORNO A PREZZEMOLO, CORIANDOLO O ORIGANO, SCALOGNO E / O AGLIO, PEPERONCINO TRITATO, OLIO D'OLIVA E ACETO DI VINO ROSSO. È OTTIMO SULLA BISTECCA ALLA GRIGLIA MA ALTRETTANTO BRILLANTE SU COSTOLETTE DI AGNELLO ARROSTO O SCOTTATE IN PADELLA, POLLO E MAIALE.

8 costolette di agnello, tagliate a 1 pollice di spessore

½ tazza di salsa chimichurri (vedi ricetta)

2 cucchiai di olio d'oliva

1 cipolla dolce, tagliata a metà e affettata

1 cucchiaino di semi di cumino, schiacciati *

1 spicchio d'aglio, tritato

1 testa di radicchio, privato del torsolo e tagliato a listarelle sottili

1 cucchiaio di aceto balsamico

1. Mettere le costolette di agnello in una ciotola extra-grande. Condire con 2 cucchiai di Salsa Chimichurri. Usando le dita, strofina la salsa su tutta la superficie di ogni braciola. Lasciate marinare le costolette a temperatura ambiente per 20 minuti.

2. Nel frattempo, per il radicchio saltato in padella, in una padella extra capiente scaldare 1 cucchiaio di olio d'oliva. Aggiungere la cipolla, i semi di cumino e l'aglio; cuocere per 6-7 minuti o fino a quando la cipolla si ammorbidisce, mescolando spesso. Aggiungere il radicchio; cuocere per 1 o 2 minuti o finché il radicchio non appassisce leggermente. Trasferisci lo slaw in una ciotola grande. Aggiungere l'aceto balsamico e mescolare bene per amalgamare. Coprite e tenete al caldo.

3. Pulisci la padella. Aggiungere il restante 1 cucchiaio di olio d'oliva nella padella e scaldare a fuoco medio-alto. Aggiungere le costolette di agnello; ridurre il calore a medio. Cuocere per 9-11 minuti o fino alla cottura desiderata, girando le costolette di tanto in tanto con le pinze.

4. Servire le costolette con slaw e la rimanente salsa chimichurri.

* Nota: per schiacciare i semi di cumino, usa un mortaio e un pestello o metti i semi su un tagliere e schiacciali con un coltello da chef.

COSTOLETTE DI AGNELLO STROFINATE CON ANCHO E SALVIA CON RICOTTA DI PATATE DOLCI E CAROTE

PREPARAZIONE: 12 minuti freddo: da 1 a 2 ore grill: 6 minuti fa: 4 porzioni

ESISTONO TRE TIPI DI COSTOLETTE DI AGNELLO.LE COSTOLETTE DI LOMBO SPESSE E CARNOSE SEMBRANO PICCOLE BISTECCHE ALLA FIORENTINA. LE COSTOLETTE, QUI CHIAMATE, VENGONO CREATE TAGLIANDO TRA LE OSSA DI UN CARRÉ DI AGNELLO. SONO MOLTO TENERI E HANNO UN OSSO LUNGO E ATTRAENTE SUL LATO. SONO SPESSO SERVITI SCOTTATI IN PADELLA O GRIGLIATI. LE COSTOLETTE DI SPALLA ECONOMICHE SONO UN PO 'PIÙ GRASSE E MENO TENERE RISPETTO AGLI ALTRI DUE TIPI. È MEGLIO ROSOLARLI E POI BRASARLI CON VINO, BRODO E POMODORI, O UNA COMBINAZIONE DI ESSI.

3 carote medie, tritate grossolanamente

2 patate dolci piccole, tagliate a julienne * o sminuzzate grossolanamente

½ tazza di Paleo Mayo (vedi ricetta)

2 cucchiai di succo di limone fresco

2 cucchiaini di senape alla Digione (vedi ricetta)

2 cucchiai di prezzemolo fresco tritato

½ cucchiaino di pepe nero

8 costolette di agnello, tagliate da ½ a ¾ di pollice di spessore

2 cucchiai di salvia fresca tagliata o 2 cucchiaini di salvia secca, schiacciata

2 cucchiaini di peperoncino ancho macinato

½ cucchiaino di aglio in polvere

1. Per la remoulade, in una ciotola media unire le carote e le patate dolci. In una piccola ciotola mescola Paleo Mayo,

succo di limone, senape alla Digione, prezzemolo e pepe nero. Versare sopra le carote e le patate dolci; gettare per ricoprire. Copri e lascia raffreddare per 1 o 2 ore.

2. Nel frattempo, in una piccola ciotola unire la salvia, il peperoncino di ancho e l'aglio in polvere. Strofinare la miscela di spezie sulle costolette di agnello.

3. Per una griglia a carbone oa gas, disporre le costolette di agnello su una griglia direttamente a fuoco medio. Coprire e grigliare per 6-8 minuti per media cottura (145 ° F) o da 10 a 12 minuti per media (150 ° F), girando una volta a metà cottura.

4. Servire le costolette di agnello con la remoulade.

* Nota: usa una mandolina con una julienne per tagliare le patate dolci.

COSTOLETTE DI AGNELLO CON SCALOGNO, MENTA E ORIGANO

PREPARAZIONE: 20 minuti di marinatura: da 1 a 24 ore arrosto: 40 minuti grill: 12 minuti per 4 porzioni

COME CON LA MAGGIOR PARTE DELLE CARNI MARINATE, PIÙ A LUNGO SI LASCIA L'ERBA STROFINARE SULLE COSTOLETTE DI AGNELLO PRIMA DELLA COTTURA, PIÙ SARANNO SAPORITE. ESISTE UN'ECCEZIONE A QUESTA REGOLA, OVVERO QUANDO SI UTILIZZA UNA MARINATA CHE CONTIENE INGREDIENTI ALTAMENTE ACIDI COME SUCCO DI AGRUMI, ACETO E VINO. SE LASCI LA CARNE TROPPO A LUNGO IN UNA MARINATA ACIDA, INIZIA A ROMPERSI E DIVENTARE MOLLICCIA.

AGNELLO

2 cucchiai di scalogno tritato finemente

2 cucchiai di menta fresca tritata finemente

2 cucchiai di origano fresco tritato finemente

5 cucchiaini di condimento mediterraneo (vedi ricetta)

4 cucchiaini di olio d'oliva

2 spicchi d'aglio, tritati

8 costolette di agnello, tagliate a circa 1 pollice di spessore

INSALATA

¾ libbra di barbabietole, tagliate

1 cucchiaio di olio d'oliva

¼ di tazza di succo di limone fresco

¼ di tazza di olio d'oliva

1 cucchiaio di scalogno tritato finemente

1 cucchiaino di senape alla Digione (vedi ricetta)

6 tazze di verdure miste

4 cucchiaini di erba cipollina tagliata

1. Per l'agnello, in una piccola ciotola unire 2 cucchiai di scalogno, menta, origano, 4 cucchiaini di condimento mediterraneo e 4 cucchiaini di olio d'oliva. Cospargere di strofinare su tutti i lati delle costolette di agnello; strofinare con le dita. Disporre le costolette su un piatto; coprire con pellicola trasparente e conservare in frigorifero per almeno 1 ora o fino a 24 ore per marinare.

2. Per l'insalata, preriscaldare il forno a 400 ° F. Strofina bene le barbabietole; tagliato a spicchi. Mettere in una pirofila da 2 quarti. Condire con 1 cucchiaio di olio d'oliva. Coprire il piatto con la carta stagnola. Arrostire per circa 40 minuti o finché le barbabietole sono tenere. Raffreddare completamente. (Le barbabietole possono essere arrostite fino a 2 giorni prima.)

3. In un barattolo a vite unire il succo di limone, ¼ di tazza di olio d'oliva, 1 cucchiaio di scalogno, la senape di Digione e il restante 1 cucchiaino di condimento mediterraneo. Copri e agita bene. In un'insalatiera unire barbabietole e verdure; condire con un po 'di vinaigrette.

4. Per una griglia a carbone oa gas, posizionare le costolette sulla griglia unta direttamente a fuoco medio. Coprire e grigliare alla cottura desiderata, girando una volta a metà cottura. Attendere da 12 a 14 minuti per la cottura media (145 ° F) o da 15 a 17 minuti per la media (160 ° F).

5. Per servire, disporre 2 costolette di agnello e un po 'di insalata su ciascuno dei quattro piatti da portata. Cospargere di erba cipollina. Passare la restante vinaigrette.

HAMBURGER DI AGNELLO RIPIENI DI GIARDINO CON COULIS DI PEPERONI ROSSI

PREPARAZIONE: 20 minuti di riposo: 15 minuti di grigliatura: 27 minuti per 4 porzioni

UN COULIS NON È ALTRO CHE UNA SALSA SEMPLICE E LISCIAA BASE DI PUREA DI FRUTTA O VERDURA. LA BRILLANTE E BELLA SALSA DI PEPERONI ROSSI PER QUESTI HAMBURGER DI AGNELLO RICEVE UNA DOPPIA DOSE DI FUMO: DALLA GRIGLIA E DA UN COLPO DI PAPRIKA AFFUMICATA.

COULIS DI PEPERONI ROSSI

1 peperone rosso grande

1 cucchiaio di vino bianco secco o aceto di vino bianco

1 cucchiaino di olio d'oliva

½ cucchiaino di paprika affumicata

HAMBURGER

¼ di tazza di pomodori secchi non insaporiti

¼ di tazza di zucchine sminuzzate

1 cucchiaio di basilico fresco sminuzzato

2 cucchiaini di olio d'oliva

½ cucchiaino di pepe nero

1 ½ libbra di agnello macinato

1 albume d'uovo, leggermente sbattuto

1 cucchiaio di condimento mediterraneo (vedi ricetta)

1. Per la coulis di peperoni, posizionare il peperone rosso sulla griglia direttamente a fuoco medio. Coprire e grigliare per 15-20 minuti o finché non è carbonizzato e molto tenero, girando il pepe ogni 5 minuti circa per carbonizzare ogni lato. Togliete dalla griglia e mettete subito in un sacchetto

di carta o carta stagnola per racchiudere completamente il peperone. Lasciar riposare per 15 minuti o finché non si raffredda abbastanza da poter essere maneggiato. Usando un coltello affilato, rimuovere delicatamente le bucce e scartare. Un quarto di pepe nel senso della lunghezza e rimuovere i gambi, i semi e le membrane. In un robot da cucina unire il peperone arrosto, il vino, l'olio d'oliva e la paprika affumicata. Coprire e frullare o frullare fino a ottenere un composto omogeneo.

2. Nel frattempo, per il ripieno, mettere i pomodori secchi in una ciotolina e coprire con acqua bollente. Lasciate riposare per 5 minuti; scolare. Asciugare i pomodori e le zucchine sminuzzate con carta assorbente. Nella piccola ciotola mescolate insieme i pomodori, le zucchine, il basilico, l'olio d'oliva e ¼ di cucchiaino di pepe nero; mettere da parte.

3. In una ciotola grande unire l'agnello macinato, l'albume, il restante ¼ di cucchiaino di pepe nero e il condimento mediterraneo; mescolare bene. Dividi il composto di carne in otto porzioni uguali e forma ciascuna un tortino spesso ¼ di pollice. Cucchiaio di riempimento su quattro delle polpette; guarnire con le polpette rimanenti e pizzicare i bordi per sigillare il ripieno.

4. Mettere le polpette sulla griglia direttamente a fuoco medio. Coprire e grigliare per 12-14 minuti o fino al termine (160 ° F), girando una volta a metà cottura.

5. Per servire, guarnire gli hamburger con coulis di peperoni rossi.

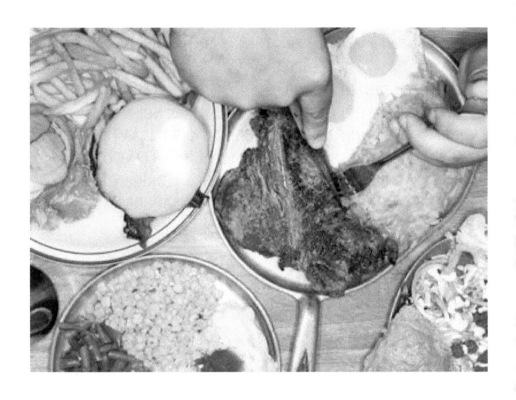

SPIEDINI DI AGNELLO CON DOPPIO ORIGANO CON SALSA TZATZIKI

BAGNARE: 30 minuti di preparazione: 20 minuti di freddo: 30 minuti di griglia: 8 minuti per 4 porzioni

QUESTI SPIEDINI DI AGNELLO SONO ESSENZIALMENTE CIÒ CHE È NOTO COME KOFTA NEL MEDITERRANEO E NEL MEDIO ORIENTE: LA CARNE MACINATA CONDITA (SOLITAMENTE AGNELLO O MANZO) VIENE MODELLATA IN PALLINE O ATTORNO A UNO SPIEDO E POI GRIGLIATA. L'ORIGANO FRESCO E ESSICCATO CONFERISCE LORO UN OTTIMO SAPORE GRECO.

8 spiedini di legno da 10 pollici

SPIEDINI DI AGNELLO

1 ½ libbra di agnello macinato magro

1 cipolla piccola, sminuzzata e strizzata a secco

1 cucchiaio di origano fresco sminuzzato

2 cucchiaini di origano essiccato, tritato

1 cucchiaino di pepe nero

SALSA GRECA TZATZIKI

1 tazza di Paleo Mayo (vedi ricetta)

½ di un grande cetriolo, privato dei semi e sminuzzato e strizzato a secco

2 cucchiai di succo di limone fresco

1 spicchio d'aglio, tritato

1. Immergere gli spiedini in acqua a sufficienza per coprirli per 30 minuti.

2. Per gli spiedini di agnello, in una grande ciotola unire l'agnello macinato, la cipolla, l'origano fresco e secco e il pepe; mescolare bene. Dividete il composto di agnello in otto porzioni uguali. Forma ogni porzione intorno alla

42

metà di uno spiedino, creando un tronco di 5 × 1 pollice. Copri e lascia raffreddare per almeno 30 minuti.

3. Nel frattempo, per la salsa Tzatziki, in una piccola ciotola unire Paleo Mayo, cetriolo, succo di limone e aglio. Copri e lascia raffreddare fino a servire.

4. Per una griglia a carbone oa gas, posizionare gli spiedini di agnello sulla griglia direttamente a fuoco medio. Coprire e grigliare per circa 8 minuti a temperatura media (160 ° F), girando una volta a metà cottura.

5. Servire gli spiedini di agnello con salsa Tzatziki.

POLLO ARROSTO CON ZAFFERANO E LIMONE

PREPARAZIONE: 15 minuti di freddo: 8 ore di arrosto: 1 ora e 15 minuti di riposo: 10 minuti per 4 porzioni

LO ZAFFERANO È GLI STAMI ESSICCATI DI UN TIPO DI FIORE DI CROCO. È COSTOSO, MA UN PO 'DI PIÙ. AGGIUNGE IL SUO SAPORE TERROSO E CARATTERISTICO E LA SPLENDIDA TONALITÀ GIALLA A QUESTO POLLO ARROSTO DALLA PELLE CROCCANTE.

1 pollo intero da 4-5 libbre

3 cucchiai di olio d'oliva

6 spicchi d'aglio, schiacciati e pelati

1 ½ cucchiaio di scorza di limone finemente sminuzzata

1 cucchiaio di timo fresco

1 cucchiaino e mezzo di pepe nero spezzato

½ cucchiaino di fili di zafferano

2 foglie di alloro

1 limone, tagliato in quarti

1. Rimuovere il collo e le frattaglie dal pollo; scartare o salvare per un altro uso. Risciacquare la cavità del corpo del pollo; asciugare con carta assorbente. Taglia la pelle o il grasso in eccesso dal pollo.

2. In un robot da cucina unire olio d'oliva, aglio, scorza di limone, timo, pepe e zafferano. Processo per formare una pasta liscia.

3. Usando le dita, strofinare la pasta sulla superficie esterna del pollo e sulla cavità interna. Trasferisci il pollo in una grande ciotola; coprire e conservare in frigorifero per almeno 8 ore o durante la notte.

4. Preriscaldare il forno a 425 ° F. Mettere i quarti di limone e le foglie di alloro nella cavità del pollo. Legare le gambe insieme con lo spago da cucina 100% cotone. Infila le ali sotto il pollo. Inserisci un termometro per carne da forno nel muscolo interno della coscia senza toccare l'osso. Metti il pollo su una griglia in una grande teglia.

5. Arrosto per 15 minuti. Riduci la temperatura del forno a 375 ° F. Arrostire per circa 1 ora in più o fino a quando i succhi non diventano limpidi e il termometro registra 175 ° F. Tenda di pollo con un foglio. Lasciar riposare per 10 minuti prima di scolpire.

POLLO SPATCHCOCKED CON JICAMA SLAW

PREPARAZIONE: 40 minuti grill: 1 ora 5 minuti stand: 10 minuti per: 4 porzioni

"SPATCHCOCK" È UN VECCHIO TERMINE DI CUCINA DI RECENTE È TORNATO IN USO PER DESCRIVERE IL PROCESSO DI SPACCARE UN VOLATILE - COME UN POLLO O UNA GALLINA DELLA CORNOVAGLIA - LUNGO LA SCHIENA E POI APRIRLO E APPIATTIRLO COME UN LIBRO PER AIUTARLO A CUCINARE VELOCEMENTE E IN MODO PIÙ UNIFORME. È SIMILE AL BUTTERFLYING MA SI RIFERISCE SOLO AL POLLAME.

POLLO

1 peperoncino poblano

1 cucchiaio di scalogno tritato finemente

3 spicchi d'aglio, tritati

1 cucchiaino di scorza di limone finemente sminuzzata

1 cucchiaino di scorza di lime finemente sminuzzata

1 cucchiaino di Condimento Affumicato (vedi ricetta)

½ cucchiaino di origano essiccato, tritato

½ cucchiaino di cumino macinato

1 cucchiaio di olio d'oliva

1 pollo intero da 3 a 3½ libbre

SLAW

½ jicama medio, sbucciato e tagliato a julienne (circa 3 tazze)

½ tazza di scalogno affettato sottilmente (4)

1 mela Granny Smith, sbucciata, privata del torsolo e tagliata a julienne

⅓ tazza di coriandolo fresco tagliato

3 cucchiai di succo d'arancia fresco

3 cucchiai di olio d'oliva

1 cucchiaino di condimento alle erbe aromatiche e limone (vedi ricetta)

1. Per una griglia a carbone, disporre carboni medio-caldi su un lato della griglia. Posizionare una leccarda sotto il lato vuoto della griglia. Posizionare il poblano sulla griglia direttamente sulla brace media. Coprite e grigliate per 15 minuti o fino a quando il poblano è carbonizzato su tutti i lati, girando di tanto in tanto. Avvolgere immediatamente il poblano in un foglio; lasciate riposare per 10 minuti. Aprire la carta stagnola e tagliare il poblano a metà nel senso della lunghezza; rimuovere gambi e semi (vedere mancia). Usando un coltello affilato, staccare delicatamente la pelle e scartare. Tritate finemente il poblano. (Per un grill a gas, preriscaldare il grill; ridurre il calore a medio. Regolare per la cottura indiretta. Griglia come sopra su un fornello acceso.)

2. Per lo sfregamento, in una piccola ciotola unire poblano, scalogno, aglio, scorza di limone, scorza di lime, condimento affumicato, origano e cumino. Mescolare l'olio; mescolare bene per fare una pasta.

3. Per spatchcock il pollo, rimuovere il collo e le frattaglie dal pollo (salvo per un altro uso). Metti il pollo, con il petto rivolto verso il basso, su un tagliere. Usa le cesoie da cucina per tagliare longitudinalmente un lato della spina dorsale, partendo dall'estremità del collo. Ripeti il taglio longitudinale sul lato opposto della spina dorsale. Rimuovere e scartare la spina dorsale. Capovolgi la pelle di pollo. Premi verso il basso tra i seni per rompere lo sterno in modo che il pollo rimanga piatto.

4. Partendo dal collo su un lato del seno, fai scivolare le dita tra la pelle e la carne, allentando la pelle mentre lavori

verso la coscia. Libera la pelle intorno alla coscia. Ripeti dall'altra parte. Usa le dita per spalmare sulla carne sotto la pelle del pollo.

5. Mettere il pollo, con il petto rivolto verso il basso, sulla griglia sopra la leccarda. Peso con due mattoni avvolti nella pellicola o una grande padella in ghisa. Coprite e grigliate per 30 minuti. Girare il pollo, con l'osso rivolto verso il basso, sulla griglia, pesandolo di nuovo con mattoni o padella. Griglia, coperto, per circa 30 minuti in più o finché il pollo non è più rosa (175 ° F nel muscolo della coscia). Rimuovere il pollo dalla griglia; lasciate riposare per 10 minuti. (Per una griglia a gas, posizionare il pollo sulla griglia lontano da fonti di calore. Grigliare come sopra.)

6. Nel frattempo, per lo slaw, in una ciotola grande unire jicama, scalogno, mela e coriandolo. In una piccola ciotola sbatti insieme il succo d'arancia, l'olio e il condimento alle erbe aromatiche. Versare sopra la miscela di jicama e mescolare per ricoprire. Servi il pollo con lo slaw.

QUARTI POSTERIORI DI POLLO ARROSTO CON VODKA, CAROTE E SALSA DI POMODORO

PREPARAZIONE: 15 minuti di cottura: 15 minuti di arrosto: 30 minuti per: 4 porzioni

LA VODKA PUÒ ESSERE PREPARATA DA DIVERSI CIBI DIVERSI, TRA CUI PATATE, MAIS, SEGALE, GRANO E ORZO, PERSINO UVA. SEBBENE NON CI SIA MOLTA VODKA IN QUESTA SALSA QUANDO LA DIVIDI IN QUATTRO PORZIONI, CERCA IL VOKDA A BASE DI PATATE O UVA PER ESSERE CONFORME AL PALEO.

3 cucchiai di olio d'oliva

4 quarti posteriori di pollo con osso o pezzi di pollo carnosi, senza pelle

1 28 once può pomodori prugna senza sale aggiunto, scolati

½ tazza di cipolla tritata finemente

½ tazza di carota tritata finemente

3 spicchi d'aglio, tritati

1 cucchiaino di condimento mediterraneo (vedi ricetta)

⅛ cucchiaino di pepe di Caienna

1 rametto di rosmarino fresco

2 cucchiai di vodka

1 cucchiaio di basilico fresco sminuzzato (facoltativo)

1. Preriscaldare il forno a 375 ° F. In una padella extra capiente scaldare 2 cucchiai di olio a fuoco medio-alto. Aggiungi il pollo; cuocere per circa 12 minuti o fino a doratura, girando in modo uniforme. Metti la padella nel forno preriscaldato. Arrosto, scoperto, per 20 minuti.

2. Nel frattempo, per la salsa, usa le forbici da cucina per tagliare i pomodori. In una casseruola media scaldare il restante 1 cucchiaio di olio a fuoco medio. Aggiungi

cipolla, carota e aglio; cuocere per 3 minuti o finché sono teneri, mescolando spesso. Mescolare i pomodori a pezzetti, il condimento mediterraneo, il pepe di Caienna e il rametto di rosmarino. Portare a ebollizione a fuoco medio-alto; ridurre il calore. Cuocere a fuoco lento, scoperto, per 10 minuti, mescolando di tanto in tanto. Mescolare la vodka; cuocere ancora 1 minuto; rimuovere e scartare il rametto di rosmarino.

3. Mestolo di salsa sul pollo in padella. Rimetti la padella nel forno. Arrosto, coperto, per circa 10 minuti in più o fino a quando il pollo è tenero e non più rosa (175 ° F). Se lo si desidera, cospargere di basilico.

POULET RÔTI E RUTABAGA FRITES

PREPARAZIONE: 40 minuti di cottura: 40 minuti per 4 porzioni

LE CROCCANTI FRITTELLE DI RUTABAGA SONO DELIZIOSE SERVITI CON IL POLLO ARROSTO E I RELATIVI SUCCHI DI COTTURA, MA SONO UGUALMENTE GUSTOSI FATTI DA SOLI E SERVITI CON PALEO KETCHUP (VEDI RICETTA) O SERVITO IN STILE BELGA CON PALEO AÏOLI (MAIONESE ALL'AGLIO, VEDI RICETTA).

6 cucchiai di olio d'oliva

1 cucchiaio di condimento mediterraneo (vedi ricetta)

4 cosce di pollo con osso, senza pelle (circa 1 ¼ di libbra in totale)

4 cosce di pollo, spellate (circa 1 libbra in totale)

1 tazza di vino bianco secco

1 tazza di brodo di ossa di pollo (vedi ricetta) o brodo di pollo senza sale

1 cipolla piccola, tagliata in quarti

Olio d'oliva

Rutabagas da 1½ a 2 libbre

2 cucchiai di erba cipollina fresca tagliata

Pepe nero

1. Preriscaldare il forno a 400 ° F. In una piccola ciotola unire 1 cucchiaio di olio d'oliva e il condimento mediterraneo; strofinare sui pezzi di pollo. In una padella da forno extra capiente scaldate 2 cucchiai d'olio. Aggiungi i pezzi di pollo, i lati carnosi verso il basso. Cuocere, scoperto, per circa 5 minuti o fino a doratura. Togli la padella dal fuoco. Girare i pezzi di pollo, con i lati dorati verso l'alto. Aggiungere il vino, il brodo di ossa di pollo e la cipolla.

2. Mettere la padella nel forno sulla griglia centrale. Cuocere, scoperto, per 10 minuti.

3. Nel frattempo, per le frittelle, spennellare leggermente una grande teglia con olio d'oliva; mettere da parte. Pelare le rape. Usando un coltello affilato, taglia le rape a fette di ½ pollice. Tagliare le fette nel senso della lunghezza in strisce da ½ pollice. In una ciotola capiente mescolate le strisce di rutabaga con i restanti 3 cucchiai d'olio. Distribuire le strisce di rutabaga in un unico strato sulla teglia preparata; mettere in forno sulla griglia superiore. Infornate per 15 minuti; capovolgere le patatine. Cuoci il pollo per altri 10 minuti o finché non diventa più rosa (175 ° F). Togli il pollo dal forno. Cuocere le frites da 5 a 10 minuti o fino a quando diventano dorate e tenere.

4. Rimuovere il pollo e la cipolla dalla padella, riservando i succhi. Coprite il pollo e la cipolla per tenerli al caldo. Portare i succhi a ebollizione a fuoco medio; ridurre il calore. Cuocere a fuoco lento, scoperto, per circa 5 minuti in più o fino a quando i succhi non si sono leggermente ridotti.

5. Per servire, condire le patatine fritte con erba cipollina e condire con pepe. Servire il pollo con succhi di cottura e patatine fritte.

COQ AU VIN AI TRE FUNGHI CON PUREA DI RUTABAGAS ALL'ERBA CIPOLLINA

PREPARAZIONE: Cottura di 15 minuti: 1 ora e 15 minuti fa: da 4 a 6 porzioni

SE C'È DELLA SABBIA NELLA CIOTOLA DOPO AVER MESSO A BAGNO I FUNGHI SECCHI - ED È PROBABILE CHE CI SARÀ - FILTRATE IL LIQUIDO ATTRAVERSO UNA GARZA A DOPPIO SPESSORE POSTA IN UN COLINO A MAGLIA FINE.

1 oncia di funghi porcini secchi o spugnole

1 tazza di acqua bollente

Cosce di pollo da 2 a 2 ½ libbre e bacchette, senza pelle

Pepe nero

2 cucchiai di olio d'oliva

2 porri medi, tagliati a metà nel senso della lunghezza, sciacquati e tagliati a fettine sottili

2 funghi portobello, affettati

8 once di funghi ostrica freschi, con gambo e affettati, o funghi prataioli freschi affettati

¼ di tazza di concentrato di pomodoro senza sale

1 cucchiaino di maggiorana essiccata, schiacciata

½ cucchiaino di timo essiccato, schiacciato

½ tazza di vino rosso secco

6 tazze di brodo di ossa di pollo (vedi ricetta) o brodo di pollo senza sale

2 foglie di alloro

2 o 2 ½ libbre di rape, sbucciate e tritate

2 cucchiai di erba cipollina fresca tagliata

½ cucchiaino di pepe nero

Timo fresco a pezzetti (facoltativo)

1. In una ciotolina unire i funghi porcini e l'acqua bollente; lasciate riposare per 15 minuti. Rimuovere i funghi,

riservando il liquido di ammollo. Tritate i funghi. Metti da parte i funghi e il liquido di ammollo.

2. Cospargere il pollo con pepe. In una padella extra-grande con un coperchio ben aderente scalda 1 cucchiaio di olio d'oliva a fuoco medio-alto. Cuocere i pezzi di pollo, in due volte, in olio caldo per circa 15 minuti fino a quando saranno leggermente dorati, girandoli una volta. Togli il pollo dalla padella. Mescolare i porri, i funghi portobello e i funghi ostrica. Cuocere per 4-5 minuti o solo fino a quando i funghi iniziano a dorarsi, mescolando di tanto in tanto. Mescolare il concentrato di pomodoro, la maggiorana e il timo; cuocere e mescolare per 1 minuto. Mescolare il vino; cuocere e mescolare per 1 minuto. Mescolare 3 tazze di brodo di ossa di pollo, foglie di alloro, ½ tazza del liquido di ammollo dei funghi riservato e funghi tritati reidratati. Rimetti il pollo in padella. Portare a ebollizione; ridurre il calore. Cuocere a fuoco lento, coperto, per circa 45 minuti o fino a quando il pollo è tenero, girando il pollo una volta a metà cottura.

3. Nel frattempo, in una grande casseruola unire le rape e le restanti 3 tazze di brodo. Se necessario, aggiungi acqua per coprire solo le rape. Portare a ebollizione; ridurre il calore. Cuocere a fuoco lento, scoperto, per 25-30 minuti o fino a quando le rutabaghe sono tenere, mescolando di tanto in tanto. Scolare le rape, riservando il liquido. Rimetti le rape nella casseruola. Aggiungere il restante 1 cucchiaio di olio d'oliva, l'erba cipollina e ½ cucchiaino di pepe. Utilizzando uno schiacciapatate, schiacciare il composto di rutabaga, aggiungendo liquido di cottura quanto basta per ottenere la consistenza desiderata.

4. Rimuovere le foglie di alloro dalla miscela di pollo; scartare. Servire pollo e salsa su purè di rape. Se lo si desidera, spolverare con timo fresco.

BACCHETTE GLASSATE AL BRANDY DI PESCA

PREPARAZIONE: Griglia per 30 minuti: 40 minuti per 4 porzioni

QUESTE COSCE DI POLLO SONO PERFETTE CON UNO SLAW CROCCANTE E LE PATATINE FRITTE PICCANTI AL FORNO DELLA RICETTA DELLA SPALLA DI MAIALE TUNISINA STROFINATA CON SPEZIE (VEDI RICETTA). SONO MOSTRATI QUI CON CROCCANTE SLAW DI CAVOLO CON RAVANELLI, MANGO E MENTA (VEDIRICETTA).

GLASSA AL BRANDY DI PESCHE

1 cucchiaio di olio d'oliva

½ tazza di cipolla tritata

2 pesche fresche medie, tagliate a metà, snocciolate e tritate

2 cucchiai di brandy

1 tazza di salsa barbecue (vedi ricetta)

8 cosce di pollo (da 2 a 2 ½ libbre in totale), spellate se lo si desidera

1. Per la glassa, in una casseruola media scaldare l'olio d'oliva a fuoco medio. Aggiungere la cipolla; cuocere per circa 5 minuti o finché sono teneri, mescolando di tanto in tanto. Aggiungi le pesche. Copri e cuoci per 4-6 minuti o finché le pesche non sono tenere, mescolando di tanto in tanto. Aggiungi brandy; cuocere, scoperto, per 2 minuti, mescolando di tanto in tanto. Raffreddare leggermente. Trasferisci la miscela di pesche in un frullatore o in un robot da cucina. Coprire e frullare o frullare fino a che liscio. Aggiungi salsa barbecue. Coprire e frullare o frullare fino a che liscio. Rimetti la salsa nella casseruola. Cuocere a fuoco medio-basso solo fino a quando non si è

riscaldato. Trasferire ¾ tazza di salsa in una piccola ciotola per spennellare il pollo. Tenere al caldo la salsa rimanente per servire con il pollo alla griglia.

2. Per una griglia a carbone, disporre i carboni medio-caldi attorno a una leccarda. Prova a fuoco medio sopra la leccarda. Mettere le cosce di pollo sulla griglia sopra la leccarda. Coprire e grigliare per 40-50 minuti o fino a quando il pollo non è più rosa (175 ° F), girando una volta a metà cottura e spennellando con ¾ tazza di glassa al brandy di pesche per gli ultimi 5-10 minuti di grigliatura. (Per un grill a gas, preriscaldare il grill. Ridurre il calore a medio. Regolare il calore per la cottura indiretta. Aggiungere le cosce di pollo alla griglia che non sia sul fuoco. Coprire e grigliare come indicato.)

POLLO MARINATO AL CILE CON INSALATA DI MANGO E MELONE

PREPARAZIONE: 40 minuti raffreddare / marinare: da 2 a 4 ore grill: 50 minuti per: da 6 a 8 porzioni

UN ANCHO CHILE È UN POBLANO ESSICCATO—UN PEPERONCINO VERDE INTENSO E BRILLANTE CON UN SAPORE INTENSAMENTE FRESCO. I PEPERONCINI ANCHO HANNO UN SAPORE LEGGERMENTE FRUTTATO CON UN PIZZICO DI PRUGNA O UVA PASSA E SOLO UN TOCCO DI AMAREZZA. I PEPERONCINI DEL NEW MEXICO POSSONO ESSERE MODERATAMENTE CALDI. SONO I PEPERONCINI ROSSO SCURO CHE VEDI RAGGRUPPATI E APPESI NELLE RISTRAS - COMPOSIZIONI COLORATE DI PEPERONCINI ESSICCATI - IN ALCUNE PARTI DEL SUD-OVEST.

POLLO

2 peperoncini secchi del New Mexico

2 peperoncini ancho secchi

1 tazza di acqua bollente

3 cucchiai di olio d'oliva

1 cipolla dolce grande, sbucciata e tagliata a fette spesse

4 pomodori roma, privati del torsolo

1 cucchiaio di aglio tritato (6 spicchi)

2 cucchiaini di cumino macinato

1 cucchiaino di origano essiccato, tritato

16 cosce di pollo

INSALATA

2 tazze di melone a cubetti

2 tazze di melata a cubetti

2 tazze di mango a cubetti

¼ di tazza di succo di lime fresco

1 cucchiaino di peperoncino in polvere

½ cucchiaino di cumino macinato

¼ di tazza di coriandolo fresco tagliato

1. Per il pollo, rimuovere i gambi ei semi dal New Mexico essiccato e dai peperoncini ancho. Riscalda una padella grande a fuoco medio. Tosta i peperoncini in padella per 1 o 2 minuti o finché non sono fragranti e leggermente tostati. Mettere i peperoncini tostati in una piccola ciotola; aggiungere l'acqua bollente nella ciotola. Lasciar riposare almeno 10 minuti o fino al momento dell'uso.

2. Preriscaldare la griglia. Foderare una teglia con un foglio di alluminio; spennellare 1 cucchiaio di olio d'oliva sulla carta stagnola. Mettere le fette di cipolla e i pomodori sulla padella. Grigliare circa 4 pollici dal fuoco per 6-8 minuti o fino a quando non si ammorbidisce e carbonizzato. Scolare i peperoncini, riservando l'acqua.

3. Per la marinata, in un frullatore o in un robot da cucina unire peperoncini, cipolla, pomodori, aglio, cumino e origano. Coprire e frullare o frullare fino a che liscio, aggiungendo l'acqua riservata se necessario per ridurre in purea e raggiungere la consistenza desiderata.

4. Mettere il pollo in un grande sacchetto di plastica richiudibile in un piatto basso. Versare la marinata sul pollo nel sacchetto, girando il sacchetto per ricoprire in modo uniforme. Lasciate marinare in frigorifero per 2-4 ore, girando di tanto in tanto la busta.

5. Per l'insalata, in una ciotola extra-grande unire il melone, la melata, il mango, il succo di lime, i 2 cucchiai rimanenti di olio d'oliva, il peperoncino in polvere, il cumino e il

coriandolo. Mescola sul rivestimento. Copri e lascia
raffreddare per 1 o 4 ore.

6. Per una griglia a carbone, disporre i carboni medio-caldi
   attorno a una leccarda. Prova a fuoco medio sopra la
   padella. Scolare il pollo, riservando la marinata.
   Posizionare il pollo sulla griglia sopra la leccarda.
   Spennellare generosamente il pollo con un po 'della
   marinata riservata (scartare l'eventuale marinata extra).
   Copri e griglia per 50 minuti o finché il pollo non è più
   rosa (175 ° F), girando una volta a metà cottura. (Per un
   grill a gas, preriscaldare il grill. Ridurre il calore a medio.
   Regolare per la cottura indiretta. Continuare come
   indicato, mettendo il pollo sul fornello spento.) Servire le
   cosce di pollo con l'insalata.

COSCE DI POLLO ALLA TANDOORI CON CETRIOLO RAITA

PREPARAZIONE: 20 minuti di marinatura: da 2 a 24 ore alla griglia: 25 minuti per: 4 porzioni

LA RAITA È FATTA CON ANACARDI PANNA, SUCCO DI LIMONE, MENTA, CORIANDOLO E CETRIOLO. FORNISCE UN CONTRAPPUNTO RINFRESCANTE AL POLLO PICCANTE E PICCANTE.

POLLO

1 cipolla, tagliata a spicchi sottili

1 pezzo di zenzero fresco da 2 pollici, sbucciato e tagliato in quarti

4 spicchi d'aglio

3 cucchiai di olio d'oliva

2 cucchiai di succo di limone fresco

1 cucchiaino di cumino macinato

1 cucchiaino di curcuma macinata

½ cucchiaino di pimento macinato

½ cucchiaino di cannella in polvere

½ cucchiaino di pepe nero

¼ di cucchiaino di pepe di Caienna

8 cosce di pollo

CETRIOLO RAITA

1 tazza di crema di anacardi (vedi ricetta)

1 cucchiaio di succo di limone fresco

1 cucchiaio di menta fresca tritata

1 cucchiaio di coriandolo fresco tritato

½ cucchiaino di cumino macinato

⅛ cucchiaino di pepe nero

1 cetriolo medio, sbucciato, senza semi e tagliato a dadini (1 tazza)

spicchi di limone

1. In un frullatore o in un robot da cucina unire cipolla, zenzero, aglio, olio d'oliva, succo di limone, cumino, curcuma, pimento, cannella, pepe nero e pepe di Caienna. Coprire e frullare o frullare fino a che liscio.

2. Usando la punta di un coltello da cucina, forare ciascuna bacchetta quattro o cinque volte. Metti le bacchette in un grande sacchetto di plastica richiudibile in una grande ciotola. Aggiungere la miscela di cipolle; girare a cappotto. Lasciate marinare in frigorifero da 2 a 24 ore, girando la busta di tanto in tanto.

3. Preriscaldare la griglia. Rimuovere il pollo dalla marinata. Usando della carta assorbente, rimuovi la marinata in eccesso dalle bacchette. Disporre le bacchette sulla griglia di una teglia da carne non riscaldata o su una teglia da forno bordata rivestita di carta stagnola. Cuocere alla griglia da 6 a 8 pollici dalla fonte di calore per 15 minuti. Capovolgi le bacchette; cuocere alla griglia per circa 10 minuti o fino a quando il pollo non è più rosa (175 ° F).

4. Per la raita, in una ciotola media unire la crema di anacardi, il succo di limone, la menta, il coriandolo, il cumino e il pepe nero. Incorporare delicatamente il cetriolo.

5. Servire il pollo con raita e spicchi di limone.

SPEZZATINO DI POLLO AL CURRY CON ORTAGGI A RADICE, ASPARAGI E SALSA DI MELA VERDE E MENTA

PREPARAZIONE: 30 minuti di cottura: 35 minuti di riposo: 5 minuti per 4 porzioni

- 2 cucchiai di olio di cocco raffinato o olio d'oliva
- 2 libbre di petto di pollo con osso, spellato se lo si desidera
- 1 tazza di cipolla tritata
- 2 cucchiai di zenzero fresco grattugiato
- 2 cucchiai di aglio tritato
- 2 cucchiai di curry in polvere senza sale
- 2 cucchiai di jalapeño tritato e senza semi (vedi mancia)
- 4 tazze di brodo di ossa di pollo (vedi ricetta) o brodo di pollo senza sale
- 2 patate dolci medie (circa 1 libbra), sbucciate e tritate
- 2 rape medie (circa 6 once), sbucciate e tritate
- 1 tazza di pomodoro senza semi, tagliato a dadini
- 8 once di asparagi, rifilati e tagliati a pezzi da 1 pollice
- 1 lattina da 13,5 once di latte di cocco naturale (come Nature's Way)
- ½ tazza di coriandolo fresco tagliato
- Salsa di mele e menta (vedi ricetta, sotto)
- Spicchi di lime

1. In un forno olandese da 6 quarti scaldare l'olio a fuoco medio-alto. Rosolare il pollo in lotti in olio caldo, facendolo dorare in modo uniforme, per circa 10 minuti. Trasferire il pollo in un piatto; mettere da parte.

2. Accendi la fiamma a una temperatura media. Aggiungere la cipolla, lo zenzero, l'aglio, il curry in polvere e il jalapeño nella pentola. Cuocere e mescolare per 5 minuti o finché la cipolla non si sarà ammorbidita. Mescolare il brodo di ossa di pollo, le patate dolci, le rape e il pomodoro. Rimetti i pezzi di pollo nella pentola, facendo in modo di

immergere il pollo in quanto più liquido possibile. Ridurre la temperatura a medio bassa. Coprire e cuocere a fuoco lento per 30 minuti o fino a quando il pollo non è più rosa e le verdure sono tenere. Mescola gli asparagi, il latte di cocco e il coriandolo. Togliere dal fuoco. Lasciar riposare per 5 minuti. Tagliare il pollo dalle ossa, se necessario, per dividerlo equamente tra le ciotole. Servire con salsa di mele e menta e spicchi di lime.

Salsa di mela e menta: in un robot da cucina tritare ½ tazza di fiocchi di cocco non zuccherati fino a renderli polverosi. Aggiungere 1 tazza di foglie di coriandolo fresco e vapore; 1 tazza di foglie di menta fresca; 1 mela Granny Smith, privata del torsolo e tritata; 2 cucchiaini di jalapeño tritato e senza semi (vedi mancia); e 1 cucchiaio di succo di lime fresco. Frullare fino a tritare finemente.

INSALATA DI PAILLARD DI POLLO ALLA GRIGLIA CON LAMPONI, BARBABIETOLE E MANDORLE TOSTATE

PREPARAZIONE: 30 minuti arrosto: 45 minuti marinatura: 15 minuti grill: 8 minuti per 4 porzioni

½ tazza di mandorle intere

1 cucchiaino e mezzo di olio d'oliva

1 barbabietola rossa media

1 barbabietola dorata media

2 metà di petto di pollo disossate e senza pelle da 6 a 8 once

2 tazze di lamponi freschi o congelati, scongelati

3 cucchiai di aceto di vino bianco o rosso

2 cucchiai di dragoncello fresco sminuzzato

1 cucchiaio di scalogno tritato

1 cucchiaino di senape alla Digione (vedi ricetta)

¼ di tazza di olio d'oliva

Pepe nero

8 tazze di lattuga mista primaverile

1. Per le mandorle, preriscaldare il forno a 400 ° F. Distribuire le mandorle su una teglia da forno e condirle con ½ cucchiaino di olio d'oliva. Cuocere per circa 5 minuti o fino a quando non è fragrante e dorato. Lasciate raffreddare. (Le mandorle possono essere tostate 2 giorni prima e conservate in un contenitore ermetico.)

2. Per le barbabietole, mettere ogni barbabietola su un piccolo foglio di carta stagnola e irrorare con ½ cucchiaino di olio d'oliva. Avvolgere senza stringere la pellicola attorno alle barbabietole e disporle su una teglia o in una pirofila.

Arrostire le barbabietole nel forno a 400 ° F per 40-50 minuti o finché sono teneri quando vengono forate con un coltello. Sfornare e lasciare riposare finché non si raffredda abbastanza da poter essere maneggiato. Usando un coltello da cucina, rimuovere la pelle. Tagliare le barbabietole a spicchi e metterle da parte. (Evitare di mescolare le barbabietole per evitare che le barbabietole rosse macchino le barbabietole dorate. Le barbabietole possono essere arrostite 1 giorno prima e refrigerate. Portare a temperatura ambiente prima di servire.)

3. Per il pollo, tagliare ogni petto di pollo a metà orizzontalmente. Metti ogni pezzo di pollo tra due pezzi di pellicola trasparente. Usando un batticarne, pestare delicatamente fino a circa ¾ di pollice di spessore. Metti il pollo in un piatto fondo e mettilo da parte.

4. Per la vinaigrette, in una ciotola grande schiacciare leggermente ¾ tazza di lamponi con una frusta (riservare i lamponi rimanenti per l'insalata). Aggiungere l'aceto, il dragoncello, lo scalogno e la senape alla Digione; frusta per amalgamare. Aggiungere ¼ di tazza di olio d'oliva a filo, sbattendo per amalgamare bene. Versare ½ tazza di vinaigrette sul pollo; girare il pollo per ricoprire (riservare la restante vinaigrette per l'insalata). Marinare il pollo a temperatura ambiente per 15 minuti. Togliere il pollo dalla marinata e cospargere di pepe; scartare la marinata rimasta nel piatto.

5. Per una griglia a carbone oa gas, posizionare il pollo su una griglia direttamente a fuoco medio. Copri e griglia per 8-10 minuti o finché il pollo non è più rosa, girandolo una

volta a metà cottura. (Il pollo può anche essere cucinato su una bistecchiera sul fornello.)

6. In una ciotola grande unire la lattuga, le barbabietole e le restanti 1¼ tazze di lamponi. Versare la vinaigrette riservata sull'insalata; mescolare delicatamente per ricoprire. Dividete l'insalata in quattro piatti da portata; guarnire ciascuno con un pezzo di petto di pollo alla griglia. Tritate grossolanamente le mandorle tostate e cospargetele sopra. Servite subito.

PETTI DI POLLO RIPIENI DI BROCCOLI E RABE CON SALSA DI POMODORO FRESCA E INSALATA CAESAR

PREPARAZIONE: 40 minuti di cottura: 25 minuti di cottura: 6 porzioni

3 cucchiai di olio d'oliva

2 cucchiaini di aglio tritato

¼ di cucchiaino di peperone rosso tritato

1 libbra di broccoli raab, rifilati e tritati

½ tazza di uvetta dorata non insaporita

½ tazza di acqua

4-6 once di petto di pollo disossato e senza pelle

1 tazza di cipolla tritata

3 tazze di pomodori tritati

¼ di tazza di basilico fresco sminuzzato

2 cucchiaini di aceto di vino rosso

3 cucchiai di succo di limone fresco

2 cucchiai di Paleo Mayo (vedi ricetta)

2 cucchiaini di senape alla Digione (vedi ricetta)

1 cucchiaino di aglio tritato

½ cucchiaino di pepe nero

¼ di tazza di olio d'oliva

10 tazze di lattuga romana tritata

1. In una padella capiente scaldare 1 cucchiaio di olio d'oliva a fuoco medio-alto. Aggiungere l'aglio e il peperoncino tritato; cuocere e mescolare per 30 secondi o fino a quando fragrante. Aggiungere le cime di rapa tritate, l'uvetta e ½ tazza di acqua. Coprire e cuocere per circa 8 minuti o fino a quando i broccoli raab sono appassiti e teneri. Togliere il coperchio dalla padella; far evaporare l'acqua in eccesso. Mettere da parte.

68

2. Per gli involtini, tagliare a metà ogni petto di pollo nel senso della lunghezza; posizionare ogni pezzo tra due pezzi di pellicola trasparente. Usando il lato piatto di un batticarne, battere leggermente il pollo fino a circa ¼ di pollice di spessore. Per ogni involtino, posizionare circa ¼ di tazza del composto di broccoli raab su una delle estremità corte; arrotolare, piegare ai lati per racchiudere completamente il ripieno. (Gli involtini possono essere preparati fino a 1 giorno prima e lasciati raffreddare fino al momento della cottura.)

3. In una padella capiente scaldare 1 cucchiaio di olio d'oliva a fuoco medio-alto. Aggiungere gli involtini, con i lati della cucitura rivolti verso il basso. Cuocere per circa 8 minuti o fino a doratura su tutti i lati, girando due o tre volte durante la cottura. Trasferisci gli involtini su un piatto da portata.

4. Per la salsa, nella padella scaldare 1 cucchiaio del restante olio d'oliva a fuoco medio. Aggiungete la cipolla; cuocere per circa 5 minuti o fino a quando non diventa traslucido. Incorporare i pomodori e il basilico. Mettere gli involtini sopra la salsa in padella. Portare a ebollizione a fuoco medio-alto; ridurre il calore. Coprire e cuocere a fuoco lento per circa 5 minuti o fino a quando i pomodori iniziano a rompersi, ma mantengono la loro forma e gli involtini vengono riscaldati.

5. Per condire, in una piccola ciotola sbatti insieme il succo di limone, il Paleo Mayo, la senape di Digione, l'aglio e il pepe nero. Versare ¼ di tazza di olio d'oliva, sbattendo fino a quando non sarà emulsionato. In una ciotola capiente

mescolate il condimento con la lattuga tritata. Per servire, dividere la lattuga romana in sei piatti da portata. Affettare gli involtini e disporli sulla lattuga romana; condire con salsa di pomodoro.

INVOLTINI DI SHAWARMA DI POLLO ALLA GRIGLIA CON VERDURE SPEZIATE E SALSA AI PINOLI

PREPARAZIONE: 20 minuti di marinatura: 30 minuti di grigliatura: 10 minuti di preparazione: 8 impacchi (4 porzioni)

1 ½ libbra di petto di pollo disossato e senza pelle, tagliato a pezzi da 2 pollici

5 cucchiai di olio d'oliva

2 cucchiai di succo di limone fresco

1 cucchiaino di cumino macinato

1 cucchiaino di aglio tritato

1 cucchiaino di paprika

½ cucchiaino di curry in polvere

½ cucchiaino di cannella in polvere

¼ di cucchiaino di pepe di Caienna

1 zucchina media, tagliata a metà

1 melanzana piccola tagliata a fette da ½ pollice

1 peperone giallo grande, tagliato a metà e senza semi

1 cipolla rossa media, tagliata in quarti

8 pomodorini

8 grandi foglie di lattuga al burro

Condimento ai pinoli tostati (vedi ricetta)

spicchi di limone

1. Per la marinata, in una piccola ciotola unire 3 cucchiai di olio d'oliva, succo di limone, 1 cucchiaino di cumino, aglio, ½ cucchiaino di paprika, curry in polvere, ¼ cucchiaino di cannella e pepe di Caienna. Metti i pezzi di pollo in un grande sacchetto di plastica richiudibile in un piatto basso. Versare la marinata sul pollo. Sacchetto della guarnizione; trasformare la borsa in cappotto. Lasciate

marinare in frigorifero per 30 minuti, girando di tanto in tanto la busta.

2. Rimuovere il pollo dalla marinata; scartare la marinata. Infilare il pollo su quattro lunghi spiedini.

3. Mettere le zucchine, le melanzane, il peperone dolce e la cipolla su una teglia. Condire con 2 cucchiai d'olio d'oliva. Cospargere con il restante ¾ cucchiaino di cumino, il restante ½ cucchiaino di paprika e il restante ¼ cucchiaino di cannella; strofinare leggermente sulle verdure. Infilare i pomodori su due spiedini.

3. Per una griglia a carbone oa gas, disporre gli spiedini di pollo e pomodoro e le verdure su una griglia a fuoco medio. Coprire e grigliare fino a quando il pollo non è più rosa e le verdure sono leggermente carbonizzate e croccanti, girandole una volta. Attendere da 10 a 12 minuti per il pollo, da 8 a 10 minuti per le verdure e 4 minuti per i pomodori.

4. Rimuovere il pollo dagli spiedini. Tritare il pollo e tagliare le zucchine, le melanzane e il peperone a pezzetti. Rimuovere i pomodori dagli spiedini (non tritarli). Disporre il pollo e le verdure su un piatto da portata. Per servire, versare un po 'di pollo e verdure in una foglia di lattuga; Condire con condimento di pinoli tostati. Servire con spicchi di limone.

PETTI DI POLLO BRASATI AL FORNO CON FUNGHI, CAVOLFIORE SCHIACCIATO ALL'AGLIO E ASPARAGI ARROSTITI

DALL'INIZIO ALLA FINE: 50 minuti fa: 4 porzioni

4 metà di petto di pollo con osso da 10-12 once, senza pelle

3 tazze di funghi champignon bianchi piccoli

1 tazza di porri o cipolla gialla tagliati a fettine sottili

2 tazze di brodo di ossa di pollo (vedi ricetta) o brodo di pollo senza sale

1 tazza di vino bianco secco

1 mazzo grande di timo fresco

Pepe nero

Aceto di vino bianco (facoltativo)

1 cavolfiore a testa, separato in cimette

12 spicchi d'aglio, sbucciati

2 cucchiai di olio d'oliva

Pepe bianco o di Caienna

1 libbra di asparagi, tagliati

2 cucchiaini di olio d'oliva

1. Preriscaldare il forno a 400 ° F. Disporre i petti di pollo in una pirofila rettangolare da 3 quarti; guarnire con funghi e porri. Versare il brodo di ossa di pollo e il vino sul pollo e sulle verdure. Cospargere di timo e spolverare con pepe nero. Coprire il piatto con la carta stagnola.

2. Cuocere per 35-40 minuti o fino a quando un termometro a lettura istantanea inserito nel pollo registra 170 ° F. Rimuovere e scartare i rametti di timo. Se lo si desidera, condire il liquido per brasare con una spruzzata di aceto prima di servire.

73

2. Nel frattempo, in una grande casseruola cuocere il cavolfiore e l'aglio in acqua bollente sufficiente a coprire circa 10 minuti o fino a quando sono molto teneri. Scolare il cavolfiore e l'aglio, riservando 2 cucchiai del liquido di cottura. In un robot da cucina o in una ciotola grande mettere il cavolfiore e il liquido di cottura riservato. Frullare fino a che liscio * o schiacciarlo con uno schiacciapatate; mescolare in 2 cucchiai di olio d'oliva e condire a piacere con pepe bianco. Tenere in caldo fino al momento di servire.

3. Disporre gli asparagi in un unico strato su una teglia. Condire con 2 cucchiaini di olio d'oliva e mescolare per ricoprire. Cospargere di pepe nero. Arrostire in un forno a 400 ° F per circa 8 minuti o fino a quando diventano teneri e croccanti, mescolando una volta.

4. Dividere il purè di cavolfiore in sei piatti da portata. Completare con pollo, funghi e porri. Condire con un po 'del liquido per brasare; servire con asparagi arrostiti.

* Nota: se si utilizza un robot da cucina, fare attenzione a non lavorare troppo o il cavolfiore diventerà troppo sottile.

ZUPPA DI POLLO ALLA TAILANDESE

PREPARAZIONE: 30 minuti di congelamento: 20 minuti di cottura: 50 minuti per: da 4 a 6 porzioni

IL TAMARINDO È UN FRUTTO MUSCHIATO E ASPRO UTILIZZATO NELLA CUCINA INDIANA, THAILANDESE E MESSICANA. MOLTE PASTE DI TAMARINDO PREPARATE IN COMMERCIO CONTENGONO ZUCCHERO: ASSICURATI DI ACQUISTARNE UNA CHE NON LO CONTENGA. LE FOGLIE DI LIME KAFFIR POSSONO ESSERE TROVATE FRESCHE, CONGELATE E ESSICCATE NELLA MAGGIOR PARTE DEI MERCATI ASIATICI. SE NON RIESCI A TROVARLI, SOSTITUISCI CON LE FOGLIE IN QUESTA RICETTA 1 CUCCHIAINO E MEZZO DI SCORZA DI LIME FINEMENTE SMINUZZATA.

- 2 gambi di citronella, mondati
- 2 cucchiai di olio di cocco non raffinato
- ½ tazza di scalogno affettato sottilmente
- 3 grossi spicchi d'aglio, tagliati a fettine sottili
- 8 tazze di brodo di ossa di pollo (vedere ricetta) o brodo di pollo senza sale
- ¼ di tazza di pasta di tamarindo senza zuccheri aggiunti (tipo Tamicon)
- 2 cucchiai di fiocchi di nori
- 3 peperoncini tailandesi freschi, tagliati a fettine sottili con i semi intatti (vedi mancia)
- 3 foglie di lime kaffir
- 1 pezzo di zenzero da 3 pollici, tagliato a fettine sottili
- 4 metà di petto di pollo disossate e senza pelle da 6 once
- 1 lattina da 14,5 once di pomodori a cubetti arrostiti al fuoco senza aggiunta di sale, non scolati
- 6 once di lance di asparagi sottili, rifilate e tagliate a fettine sottili in diagonale in pezzi da ½ pollice
- ½ tazza di foglie di basilico thailandese confezionate (vedi Nota)

1. Usando il dorso di un coltello con una pressione decisa, schiacciare i gambi della citronella. Tritare finemente gli steli ammaccati.

2. In un forno olandese scaldare l'olio di cocco a fuoco medio. Aggiungere la citronella e lo scalogno; cuocere per 8-10 minuti, mescolando spesso. Aggiungi l'aglio; cuocere e mescolare per 2 o 3 minuti o fino a quando non è molto profumato.

3. Aggiungere il brodo di ossa di pollo, la pasta di tamarindo, i fiocchi di nori, i peperoncini, le foglie di lime e lo zenzero. Portare a ebollizione; ridurre il calore. Coprite e lasciate cuocere per 40 minuti.

4. Nel frattempo, congelare il pollo per 20-30 minuti o finché non si rassoda. Tagliare a fettine sottili il pollo.

5. Filtrare la zuppa attraverso un colino a maglia fine in una grande casseruola, premendo con il dorso di un cucchiaio grande per estrarre i sapori. Scartare i solidi. Porta la zuppa a ebollizione. Mescolare il pollo, i pomodori non scolati, gli asparagi e il basilico. Riduci il calore; cuocere a fuoco lento, scoperto, per 2 o 3 minuti o fino a quando il pollo è cotto. Servite subito.

POLLO ARROSTO CON LIMONE E SALVIA CON INDIVIA

PREPARAZIONE: 15 minuti di arrosto: 55 minuti di riposo: 5 minuti per: 4 porzioni

LE FETTINE DI LIMONE E LA FOGLIA DI SALVIA POSTO SOTTO LA
PELLE DEL POLLO INSAPORISCI LA CARNE MENTRE CUOCE E
CREA UN DESIGN ACCATTIVANTE SOTTO LA PELLE OPACA E
CROCCANTE DOPO CHE È USCITA DAL FORNO.

4 metà di petto di pollo con osso (con la pelle)

1 limone, affettato sottilmente

4 grandi foglie di salvia

2 cucchiaini di olio d'oliva

2 cucchiaini di condimento mediterraneo (vedi ricetta)

½ cucchiaino di pepe nero

2 cucchiai di olio extravergine di oliva

2 scalogni, affettati

2 spicchi d'aglio, tritati

4 teste di indivia, tagliate a metà nel senso della lunghezza

1. Preriscaldare il forno a 400 ° F. Usando un coltello da
   cucina, sciogliere con molta attenzione la pelle da ciascuna
   metà del seno, lasciandola attaccata su un lato. Mettere 2
   fette di limone e 1 foglia di salvia sulla carne di ogni petto.
   Tirare delicatamente la pelle di nuovo in posizione e
   premere delicatamente per fissarla.

2. Disporre il pollo in una teglia da forno bassa. Spennellare il
   pollo con 2 cucchiaini di olio d'oliva; spolverare con
   condimento mediterraneo e ¼ cucchiaino di pepe.
   Arrosto, scoperto, per circa 55 minuti o fino a quando la
   pelle è dorata e croccante e un termometro a lettura

istantanea inserito nel pollo registra 170 ° F. Lascia riposare il pollo per 10 minuti prima di servire.

3. Nel frattempo, in una padella capiente scaldare i 2 cucchiai di olio d'oliva a fuoco medio. Aggiungere lo scalogno; cuocere per circa 2 minuti o fino a quando non diventa traslucido. Cospargere l'indivia con il restante ¼ di cucchiaino di pepe. Aggiungi l'aglio alla padella. Mettere l'indivia nella padella, tagliare i lati verso il basso. Cuocere per circa 5 minuti o fino a doratura. Gira con cura l'indivia; cuocere per 2 o 3 minuti in più o finché sono teneri. Servire con il pollo.

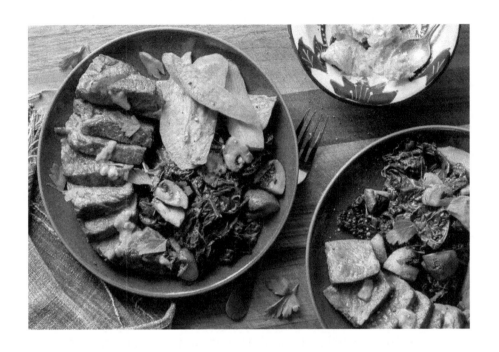

POLLO CON SCALOGNO, CRESCIONE E RAVANELLI

PREPARAZIONE: 20 minuti di cottura: 8 minuti di cottura: 30 minuti per: 4 porzioni

ANCHE SE POTREBBE SEMBRARE STRANO CUCINARE I RAVANELLI, SONO APPENA COTTI QUI, QUANTO BASTA PER ADDOLCIRE IL LORO MORSO PEPATO E INTENERIRLI UN PO '.

3 cucchiai di olio d'oliva

4 metà di petto di pollo con osso da 10-12 once (con pelle)

1 cucchiaio di condimento alle erbe aromatiche e limone (vedi ricetta)

¾ tazza di scalogno affettato

6 ravanelli, tagliati a fettine sottili

¼ di cucchiaino di pepe nero

½ tazza di vermouth bianco secco o vino bianco secco

⅓ tazza di crema di anacardi (vedi ricetta)

1 mazzetto di crescione, i gambi tagliati, tritati grossolanamente

1 cucchiaio di aneto fresco tagliato

1. Preriscaldare il forno a 350 ° F. In una padella capiente scaldare l'olio d'oliva a fuoco medio-alto. Asciugare il pollo con un tovagliolo di carta. Cuoci il pollo, con la pelle rivolta verso il basso, per 4-5 minuti o finché la pelle non è dorata e croccante. Girare il pollo; cuocere per circa 4 minuti o fino a doratura. Disporre il pollo, con la pelle rivolta verso l'alto, in una pirofila bassa. Cospargere il pollo con condimento al limone e erbe aromatiche. Cuocere per circa 30 minuti o fino a quando un termometro a lettura istantanea inserito nel pollo non registra 170 ° F.

2. Nel frattempo, versare tutti i gocciolamenti dalla padella tranne 1 cucchiaio; rimettere la padella sul fuoco. Aggiungere scalogno e ravanelli; cuocere per circa 3 minuti o solo fino a quando gli scalogni non appassiscono. Cospargere di pepe. Aggiungere il vermouth, mescolando per raschiare i pezzetti dorati. Portare a ebollizione; cuocere finché non si sarà ridotto e leggermente addensato. Mescolare la crema di anacardi; portare a ebollizione. Togli la padella dal fuoco; aggiungere il crescione e l'aneto, mescolando delicatamente fino a quando il crescione non appassisce. Incorporare i succhi di pollo accumulati nella teglia.

3. Dividere la miscela di scalogno in quattro piatti da portata; top con il pollo.

CHICKEN TIKKA MASALA

PREPARAZIONE: 30 minuti di marinatura: da 4 a 6 ore di cottura: 15 minuti di grigliatura: 8 minuti per 4 porzioni

QUESTO È STATO ISPIRATO DA UN PIATTO INDIANO MOLTO POPOLARECHE POTREBBE NON ESSERE STATO CREATO AFFATTO IN INDIA, MA PIUTTOSTO IN UN RISTORANTE INDIANO NEL REGNO UNITO. IL TRADIZIONALE POLLO TIKKA MASALA PREVEDE CHE IL POLLO VENGA MARINATO NELLO YOGURT E POI COTTO IN UNA SALSA DI POMODORO PICCANTE SPRUZZATA DI PANNA. SENZA LATTICINI CHE ATTENUANO IL SAPORE DELLA SALSA, QUESTA VERSIONE È PARTICOLARMENTE PULITA. AL POSTO DEL RISO, VIENE SERVITO SU SPAGHETTI DI ZUCCHINE CROCCANTI.

1 ½ libbra di cosce di pollo senza pelle e disossate o metà di petto di pollo

¾ tazza di latte di cocco naturale (come Nature's Way)

6 spicchi d'aglio, tritati

1 cucchiaio di zenzero fresco grattugiato

1 cucchiaino di coriandolo macinato

1 cucchiaino di paprika

1 cucchiaino di cumino macinato

¼ di cucchiaino di cardamomo macinato

4 cucchiai di olio di cocco raffinato

1 tazza di carote tritate

1 sedano affettato sottilmente

½ tazza di cipolla tritata

2 peperoncini jalapeño o serrano, privati dei semi (se lo si desidera) e tritati finemente (vedere mancia)

1 lattina da 14,5 once di pomodori a cubetti arrostiti al fuoco senza aggiunta di sale, non scolati

1 8 once può salsa di pomodoro senza sale aggiunto

1 cucchiaino di garam masala senza sale

3 zucchine medie

½ cucchiaino di pepe nero

Foglie di coriandolo fresco

1. Se si utilizzano cosce di pollo, tagliare ciascuna coscia in tre pezzi. Se usi le metà del petto di pollo, taglia ciascuna metà del petto in pezzi da 2 pollici, tagliando le parti spesse a metà orizzontalmente per renderle più sottili. Metti il pollo in un grande sacchetto di plastica richiudibile; mettere da parte. Per la marinata, in una piccola ciotola unire ½ tazza di latte di cocco, l'aglio, lo zenzero, il coriandolo, la paprika, il cumino e il cardamomo. Versare la marinata sul pollo nel sacchetto. Sigilla il sacchetto e gira per rivestire il pollo. Metti il sacchetto in una ciotola media; marinare in frigorifero per 4-6 ore, rigirando di tanto in tanto la busta.

2. Preriscaldare la griglia. In una padella larga scaldare 2 cucchiai di olio di cocco a fuoco medio. Aggiungere le carote, il sedano e la cipolla; cuocere per 6-8 minuti o fino a quando le verdure sono tenere, mescolando di tanto in tanto. Aggiungi jalapeños; cuocere e mescolare ancora per 1 minuto. Aggiungere i pomodori non scolati e la salsa di pomodoro. Portare a ebollizione; ridurre il calore. Cuocere a fuoco lento, scoperto, per circa 5 minuti o finché la salsa non si addensa leggermente.

3. Scolare il pollo, scartando la marinata. Disporre i pezzi di pollo in un unico strato sulla griglia non riscaldata di una teglia. Cuocere a 5 a 6 pollici dal fuoco per 8-10 minuti o fino a quando il pollo non è più rosa, girando una volta a metà cottura. Aggiungere i pezzi di pollo cotti e il restante ¼ di tazza di latte di cocco alla miscela di pomodori in

padella. Cuocere per 1 o 2 minuti o finché non si riscalda completamente. Togliete dal fuoco; mescolare nel garam masala.

4. Tagliare le estremità delle zucchine. Usando un cutter a julienne, tagliate le zucchine a listarelle lunghe e sottili. In una padella extra-capiente scaldare i restanti 2 cucchiai di olio di cocco a fuoco medio-alto. Aggiungere le strisce di zucchine e il pepe nero. Cuocere e mescolare per 2 o 3 minuti o finché le zucchine non saranno croccanti.

5. Per servire, dividere le zucchine in quattro piatti da portata. Completare con il composto di pollo. Guarnire con foglie di coriandolo.

COSCE DI POLLO RAS EL HANOUT

PREPARAZIONE: 20 minuti di cottura: 40 minuti per: 4 porzioni

RAS EL HANOUT È UN COMPLESSO ED ESOTICA MISCELA DI SPEZIE MAROCCHINE. LA FRASE SIGNIFICA "CAPO DEL NEGOZIO" IN ARABO, IL CHE IMPLICA CHE SI TRATTA DI UNA MISCELA UNICA DELLE MIGLIORI SPEZIE CHE IL VENDITORE DI SPEZIE HA DA OFFRIRE. NON ESISTE UNA RICETTA FISSA PER RAS EL HANOUT, MA SPESSO CONTIENE UNA MISCELA DI ZENZERO, ANICE, CANNELLA, NOCE MOSCATA, PEPE IN GRANI, CHIODI DI GAROFANO, CARDAMOMO, FIORI SECCHI (COME LAVANDA E ROSA), NIGELLA, MACIS, GALANGA E CURCUMA.

1 cucchiaio di cumino macinato

2 cucchiaini di zenzero macinato

1 cucchiaino e mezzo di pepe nero

1 cucchiaino e mezzo di cannella in polvere

1 cucchiaino di coriandolo macinato

1 cucchiaino di pepe di Caienna

1 cucchiaino di pimento macinato

½ cucchiaino di chiodi di garofano macinati

¼ di cucchiaino di noce moscata macinata

1 cucchiaino di fili di zafferano (facoltativo)

4 cucchiai di olio di cocco non raffinato

8 cosce di pollo con osso

1 confezione da 8 once di funghi freschi, affettati

1 tazza di cipolla tritata

1 tazza di peperone rosso, giallo o verde tritato (1 grande)

4 pomodori roma, privati del torsolo, dei semi e tritati

4 spicchi d'aglio, tritati

2 lattine da 13,5 once latte di cocco naturale (come Nature's Way)

3-4 cucchiai di succo di lime fresco

¼ di tazza di coriandolo fresco tritato finemente

1. Per il ras el hanout, in un mortaio medio o in una piccola ciotola unire il cumino, lo zenzero, il pepe nero, la cannella, il coriandolo, il pepe di cayenna, il pimento, i chiodi di garofano, la noce moscata e, se lo si desidera, lo zafferano. Macina con un pestello o mescola con un cucchiaio per amalgamare bene. Mettere da parte.

2. In una padella molto capiente scaldare 2 cucchiai di olio di cocco a fuoco medio. Cospargere le cosce di pollo con 1 cucchiaio di ras el hanout. Aggiungi il pollo alla padella; cuocere per 5-6 minuti o fino a doratura, girando una volta a metà cottura. Rimuovere il pollo dalla padella; tenere caldo.

3. Nella stessa padella scaldare i restanti 2 cucchiai di olio di cocco a fuoco medio. Aggiungi funghi, cipolla, peperone dolce, pomodori e aglio. Cuocere e mescolare per circa 5 minuti o fino a quando le verdure sono tenere. Mescolare il latte di cocco, il succo di lime e 1 cucchiaio di ras el hanout. Rimetti il pollo in padella. Portare a ebollizione; ridurre il calore. Cuocere a fuoco lento, coperto, per circa 30 minuti o fino a quando il pollo è tenero (175 ° F).

4. Servire pollo, verdure e salsa in ciotole. Guarnire con il coriandolo.

Nota: conservare gli avanzi di Ras el Hanout in un contenitore coperto per un massimo di 1 mese.

COSCE DI POLLO ADOBO STAR FRUIT CON SPINACI BRASATI

PREPARAZIONE: 40 minuti di marinatura: da 4 a 8 ore di cottura: 45 minuti per: 4 porzioni

SE NECESSARIO, ASCIUGALO TAMPONANDO CON UN TOVAGLIOLO DI CARTA DOPO CHE È USCITO DALLA MARINATA PRIMA DI ROSOLARLO IN PADELLA. L'EVENTUALE LIQUIDO RIMASTO SULLA CARNE SCHIZZERÀ NELL'OLIO BOLLENTE.

8 cosce di pollo con osso (da 1 ½ a 2 libbre), spellate

¾ tazza di aceto di mele o di sidro

¾ tazza di succo d'arancia fresco

½ tazza di acqua

¼ di tazza di cipolla tritata

¼ di tazza di coriandolo fresco tagliato

4 spicchi d'aglio, tritati

½ cucchiaino di pepe nero

1 cucchiaio di olio d'oliva

1 stella di frutta (carambola), a fette

1 tazza di brodo di ossa di pollo (vedi ricetta) o brodo di pollo senza sale

2 confezioni da 9 once foglie fresche di spinaci

Foglie fresche di coriandolo (facoltativo)

1. Mettere il pollo in un forno olandese di acciaio inossidabile o smaltato; mettere da parte. In una ciotola media unire l'aceto, il succo d'arancia, l'acqua, la cipolla, ¼ di tazza di coriandolo tritato, l'aglio e il pepe; versare sul pollo. Coprite e lasciate marinare in frigorifero per 4-8 ore.

2. Portare la miscela di pollo nel forno olandese a ebollizione a fuoco medio-alto; ridurre il calore. Copri e fai sobbollire per 35-40 minuti o finché il pollo non è più rosa (175 ° F).

3. In una padella extra-grande scaldare l'olio a fuoco medio-alto. Con le pinze, rimuovere il pollo dal forno olandese, agitando delicatamente in modo che il liquido di cottura goccioli via; riserva liquido di cottura. Rosolare il pollo su tutti i lati, girandolo spesso per dorarlo in modo uniforme.

4. Nel frattempo, per la salsa, filtrare il liquido di cottura; tornare al forno olandese. Portate a ebollizione. Far bollire circa 4 minuti per ridurre e addensare leggermente; aggiungere la carambola; far bollire per 1 minuto in più. Rimetti il pollo alla salsa nel forno olandese. Togliere dal fuoco; coprire per tenere in caldo.

5. Pulisci la padella. Versare il brodo di ossa di pollo nella padella. Portare a ebollizione a fuoco medio-alto; mescolare gli spinaci. Riduci il calore; cuocere a fuoco lento per 1 o 2 minuti o fino a quando gli spinaci sono appena appassiti, mescolando continuamente. Usando una schiumarola, trasferire gli spinaci su un piatto da portata. Completare con pollo e salsa. Se lo si desidera, cospargere con foglie di coriandolo.

TACOS DI CAVOLO CAPPUCCIO DI POLLO E POBLANO CON MAIONESE AL PEPERONCINO

PREPARAZIONE: 25 minuti di cottura: 40 minuti per 4 porzioni

SERVI QUESTI TACOS DISORDINATI MA GUSTOSI CON UNA FORCHETTA PER RECUPERARE L'EVENTUALE RIPIENO CHE CADE DALLA FOGLIA DI CAVOLO MENTRE LO MANGI.

1 cucchiaio di olio d'oliva

2 peperoncini poblano, privati dei semi (se lo si desidera) e tritati (vedere mancia)

½ tazza di cipolla tritata

3 spicchi d'aglio, tritati

1 cucchiaio di peperoncino in polvere senza sale

2 cucchiaini di cumino macinato

½ cucchiaino di pepe nero

1 8 once può salsa di pomodoro senza sale aggiunto

¾ tazza di brodo di ossa di pollo (vedi ricetta) o brodo di pollo senza sale

1 cucchiaino di origano messicano essiccato, tritato

1 ½ libbra di cosce di pollo senza pelle e disossate

Da 10 a 12 foglie di cavolo da medie a grandi

Chipotle Paleo Mayo (vedi ricetta)

1. Preriscaldare il forno a 350 ° F. In una grande padella da forno scaldare l'olio a fuoco medio-alto. Aggiungere i peperoncini poblano, la cipolla e l'aglio; cuocere e mescolare per 2 minuti. Mescolare il peperoncino in polvere, il cumino e il pepe nero; cuocere e mescolare ancora per 1 minuto (se necessario abbassare la fiamma per evitare che le spezie si brucino).

2. Aggiungere la salsa di pomodoro, il brodo di ossa di pollo e l'origano nella padella. Portate a ebollizione. Metti con cura le cosce di pollo nella miscela di pomodoro. Copri la padella con il coperchio. Cuocere per circa 40 minuti o fino a quando il pollo è tenero (175 ° F), girando il pollo una volta a metà.

3. Rimuovere il pollo dalla padella; raffreddare leggermente. Usando due forchette, sminuzza il pollo a pezzetti. Mescolare il pollo sminuzzato nella miscela di pomodori in padella.

4. Per servire, versare il composto di pollo nelle foglie di cavolo; top con Chipotle Paleo Mayo.

SPEZZATINO DI POLLO CON CAROTINE E CAVOLO CINESE

PREPARAZIONE: 15 minuti di cottura: 24 minuti di riposo: 2 minuti per: 4 porzioni

IL BABY BOK CHOY È MOLTO DELICATO E PUÒ CUOCERSI TROPPO IN UN LAMPO. PER MANTENERLO CROCCANTE E DAL SAPORE FRESCO, NON APPASSITO E INZUPPATO, ASSICURATI CHE CUOCE A VAPORE NELLA PENTOLA CALDA COPERTA (FUORI DAL FUOCO) PER NON PIÙ DI 2 MINUTI PRIMA DI SERVIRE LO STUFATO.

2 cucchiai di olio d'oliva

1 porro, a fette (parti bianche e verde chiaro)

4 tazze di brodo di ossa di pollo (vedi <u>ricetta</u>) o brodo di pollo senza sale

1 tazza di vino bianco secco

1 cucchiaio di senape alla Digione (vedi <u>ricetta</u>)

½ cucchiaino di pepe nero

1 rametto di timo fresco

1 ¼ libbra di cosce di pollo senza pelle e disossate, tagliate a pezzi da 1 pollice

8 once di carote baby con le cime, strofinate, tagliate e tagliate a metà longitudinalmente, o 2 carote medie, tagliate in sbieco

2 cucchiaini di scorza di limone finemente sminuzzata (mettere da parte)

1 cucchiaio di succo di limone fresco

2 teste baby bok choy

½ cucchiaino di timo fresco tritato

1. In una grande casseruola scaldate 1 cucchiaio di olio d'oliva a fuoco medio. Cuocere i porri in olio caldo per 3-4 minuti o finché non sono appassiti. Aggiungere il brodo di ossa di pollo, il vino, la senape alla Digione, ¼ di cucchiaino di pepe e il rametto di timo. Portare a ebollizione; ridurre il

calore. Cuocere per 10-12 minuti o finché il liquido non si è ridotto di circa un terzo. Scartare il rametto di timo.

2. Nel frattempo, in un forno olandese scaldare il restante 1 cucchiaio di olio d'oliva a fuoco medio-alto. Cospargere il pollo con il restante ¼ di cucchiaino di pepe. Cuocere in olio caldo per circa 3 minuti o fino a doratura, mescolando di tanto in tanto. Scolare il grasso se necessario. Aggiungere con cautela la miscela di brodo ridotto alla pentola, raschiando eventuali pezzetti marroni; aggiungi le carote. Portare a ebollizione; ridurre il calore. Cuocere a fuoco lento, scoperto, per 8-10 minuti o solo fino a quando le carote sono tenere. Aggiungi il succo di limone. Tagliare il bok choy a metà nel senso della lunghezza. (Se le teste di bok choy sono grandi, tagliarle in quarti.) Mettere il bok choy sopra il pollo nella pentola. Coprite e togliete dal fuoco; lasciate riposare per 2 minuti.

3. Mestolare lo spezzatino in ciotole poco profonde. Cospargere con la scorza di limone e il timo a pezzetti.

POLLO AGLI ANACARDI E PEPERONI SALTATI IN PADELLA CON INVOLUCRI DI LATTUGA

DALL'INIZIO ALLA FINE: 45 minuti fa: da 4 a 6 porzioni

TROVERAI DUE TIPI DI FILE OLIO DI COCCO SUGLI SCAFFALI: RAFFINATO ED EXTRA VERGINE O NON RAFFINATO. COME SUGGERISCE IL NOME, L'OLIO DI COCCO EXTRA VERGINE PROVIENE DALLA PRIMA SPREMITURA DEL COCCO FRESCO E CRUDO. È SEMPRE LA SCELTA MIGLIORE QUANDO SI CUCINA A FUOCO MEDIO O MEDIO-ALTO. L'OLIO DI COCCO RAFFINATO HA UN PUNTO DI FUMO PIÙ ALTO, QUINDI USALO SOLO QUANDO CUCINI A FUOCO VIVO.

1 cucchiaio di olio di cocco raffinato

1 ½ a 2 libbre di cosce di pollo senza pelle e disossate, tagliate a strisce sottili

3 peperoni rossi, arancioni e / o gialli, privati del gambo, dei semi e tagliati a fettine sottili

1 cipolla rossa, tagliata a metà nel senso della lunghezza e affettata sottilmente

1 cucchiaino di scorza d'arancia finemente sminuzzata (mettere da parte)

½ tazza di succo d'arancia fresco

1 cucchiaio di zenzero fresco tritato

3 spicchi d'aglio, tritati

1 tazza di anacardi crudi non salati, tostati e tritati grossolanamente (vedi mancia)

½ tazza di scalogno verde affettato (4)

8-10 foglie di lattuga di burro o iceberg

1. In un wok o in una padella grande scaldare l'olio di cocco a fuoco alto. Aggiungi il pollo; cuocere e mescolare per 2 minuti. Aggiungere i peperoni e la cipolla; cuocere e mescolare per 2 o 3 minuti o fino a quando le verdure

iniziano ad ammorbidirsi. Rimuovere il pollo e le verdure dal wok; tenere caldo.

2. Pulire il wok con un tovagliolo di carta. Aggiungi il succo d'arancia al wok. Cuocere per circa 3 minuti o fino a quando il succo bolle e si riduce leggermente. Aggiungere lo zenzero e l'aglio. Cuocere e mescolare per 1 minuto. Rimetti la miscela di pollo e pepe nel wok. Mescolare la buccia d'arancia, gli anacardi e lo scalogno. Servire saltando in padella su foglie di lattuga.

POLLO VIETNAMITA ALLA NOCE DI COCCO E CITRONELLA

DALL'INIZIO ALLA FINE: 30 minuti fa: 4 porzioni

QUESTO CURRY AL COCCO VELOCE PUÒ ESSERE SUL TAVOLO IN 30 MINUTI DAL MOMENTO IN CUI INIZI A TAGLIARE, RENDENDOLO UN PASTO IDEALE PER UNA NOTTE INFRASETTIMANALE.

1 cucchiaio di olio di cocco non raffinato

4 gambi di citronella (solo parti chiare)

1 confezione da 3,2 once di funghi ostrica, tritati

1 cipolla grande, affettata sottilmente, anelli tagliati a metà

1 jalapeño fresco, privato dei semi e tritato finemente (vedi mancia)

2 cucchiai di zenzero fresco tritato

3 spicchi d'aglio tritati

1 ½ libbra di cosce di pollo senza pelle e disossate, affettate sottilmente e tagliate a pezzetti

½ tazza di latte di cocco naturale (come Nature's Way)

½ tazza di brodo di ossa di pollo (vedi ricetta) o brodo di pollo senza sale

1 cucchiaio di curry rosso senza sale in polvere

½ cucchiaino di pepe nero

½ tazza di foglie di basilico fresco sminuzzate

2 cucchiai di succo di lime fresco

Cocco a scaglie non zuccherato (facoltativo)

1. In una padella molto capiente scaldare l'olio di cocco a fuoco medio. Aggiungi la citronella; cuocere e mescolare per 1 minuto. Aggiungere i funghi, la cipolla, il jalapeño, lo zenzero e l'aglio; cuocere e mescolare per 2 minuti o fino a quando la cipolla è appena tenera. Aggiungi il pollo; cuocere per circa 3 minuti o fino a quando il pollo è cotto.

2. In una piccola ciotola unire il latte di cocco, il brodo di ossa di pollo, il curry in polvere e il pepe nero. Aggiungere al composto di pollo in padella; cuocere per 1 minuto o finché il liquido non si sarà leggermente addensato. Togliere dal fuoco; aggiungere basilico fresco e succo di lime. Se lo si desidera, cospargere le porzioni con cocco.

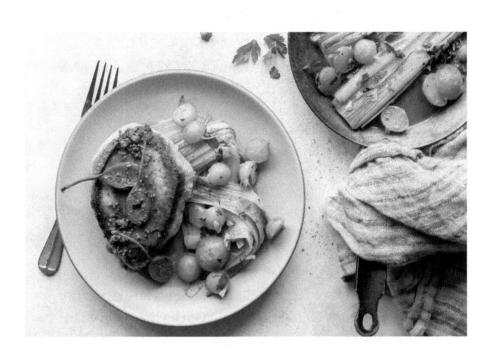

INSALATA DI POLLO ALLA GRIGLIA E SCAROLA DI MELE

PREPARAZIONE: Griglia per 30 minuti: 12 minuti per 4 porzioni

SE TI PIACE UNA MELA PIÙ DOLCE, ANDARE CON IL MIELE CROCCANTE. SE TI PIACE UNA MELA CROSTATA, USA GRANNY SMITH O, PER EQUILIBRIO, PROVA UN MIX DELLE DUE VARIETÀ.

3 mele Honeycrisp o Granny Smith medie

4 cucchiaini di olio extravergine di oliva

½ tazza di scalogno tritato finemente

2 cucchiai di prezzemolo fresco tritato

1 cucchiaio di condimento per pollame

Scarola da 3 a 4 teste, squartata

1 libbra di pollo macinato o petto di tacchino

⅓ tazza di nocciole tostate tritate *

⅓ tazza di vinaigrette francese classica (vedi ricetta)

1. Tagliare a metà e togliere il torsolo. Sbucciare e tritare finemente 1 delle mele. In una padella media scaldare 1 cucchiaino di olio d'oliva a fuoco medio. Aggiungere la mela e lo scalogno tritati; cuocere finché sono teneri. Mescolare il prezzemolo e il condimento per pollame. Mettere da parte a raffreddare.

2. Nel frattempo, togliere il torsolo alle restanti 2 mele e tagliarle a spicchi. Spennellare i lati tagliati degli spicchi di mela e la scarola con il restante olio d'oliva. In una grande ciotola unire il pollo e la miscela di mele raffreddata. Dividi in otto porzioni; forma ogni porzione in un tortino di 2 pollici di diametro.

3. Per una griglia a carbone oa gas, posizionare le polpette di pollo e le fette di mela su una griglia direttamente a fuoco medio. Coprire e grigliare per 10 minuti, girando una volta a metà cottura. Aggiungere la scarola, tagliare i lati verso il basso. Copri e griglia per 2-4 minuti o fino a quando la scarola è leggermente carbonizzata, le mele sono tenere e le polpette di pollo sono cotte (165 ° F).

4. Tritare grossolanamente la scarola. Dividete la scarola in quattro piatti da portata. Completare con polpette di pollo, fette di mela e nocciole. Condire con la classica vinaigrette francese.

* Suggerimento: per tostare le nocciole, preriscaldare il forno a 350 ° F. Distribuire le noci in un unico strato in una teglia bassa. Cuocere per 8-10 minuti o fino a quando leggermente tostato, mescolando una volta per tostare in modo uniforme. Raffreddare leggermente le noci. Posizionare le noci calde su un canovaccio da cucina pulito; strofinare con l'asciugamano per rimuovere le pelli sciolte.

ZUPPA DI POLLO TOSCANA CON NASTRI DI CAVOLO NERO

PREPARAZIONE: 15 minuti di cottura: 20 minuti per: da 4 a 6 porzioni

UN CUCCHIAIO DI PESTO—LA TUA SCELTA DI BASILICO O RUCOLA — AGGIUNGE UN GUSTO ECCEZIONALE A QUESTA ZUPPA SAPORITA CONDITA CON CONDIMENTO DI POLLAME SENZA SALE. PER MANTENERE I NASTRI DI CAVOLO VERDE BRILLANTE E PIENI DI SOSTANZE NUTRITIVE POSSIBILE, CUOCILI SOLO FINO A QUANDO NON APPASSISCONO.

1 libbra di pollo macinato

2 cucchiai di condimento per pollame senza sale

1 cucchiaino di scorza di limone finemente sminuzzata

1 cucchiaio di olio d'oliva

1 tazza di cipolla tritata

½ tazza di carote tritate

1 tazza di sedano tritato

4 spicchi d'aglio, affettati

4 tazze di brodo di ossa di pollo (vedi ricetta) o brodo di pollo senza sale

1 14,5 once può pomodori arrostiti al fuoco senza sale aggiunto, non scolati

1 mazzetto di cavolo verza Lacinato (toscano), privato dei gambi, tagliato a listarelle

2 cucchiai di succo di limone fresco

1 cucchiaino di timo fresco tritato

Pesto di Basilico o Rucola (vedi ricette)

1. In una ciotola media unire il pollo macinato, il condimento per pollame e la buccia di limone. Mescolare bene.

2. In un forno olandese scaldare l'olio d'oliva a fuoco medio. Aggiungere il composto di pollo, cipolla, carote e sedano; cuocere per 5-8 minuti o fino a quando il pollo non è più

rosa, mescolando con un cucchiaio di legno per rompere la carne e aggiungendo le fette di aglio nell'ultimo minuto di cottura. Aggiungere il brodo di ossa di pollo e i pomodori. Portare a ebollizione; ridurre il calore. Coprite e lasciate cuocere per 15 minuti. Aggiungi il cavolo nero, il succo di limone e il timo. Cuocere a fuoco lento, scoperto, per circa 5 minuti o fino a quando il cavolo è appena appassito.

3. Per servire, versare la zuppa nelle ciotole e guarnire con basilico o pesto di rucola.

CHICKEN LARB

PREPARAZIONE: 15 minuti di cottura: 8 minuti di raffreddamento: 20 minuti per: 4 porzioni

QUESTA VERSIONE DEL POPOLARE PIATTO THAILANDESEDI POLLO MACINATO MOLTO CONDITO E VERDURE SERVITE IN FOGLIE DI LATTUGA È INCREDIBILMENTE LEGGERO E SAPORITO, SENZA L'AGGIUNTA DI ZUCCHERO, SALE E SALSA DI PESCE (CHE È MOLTO RICCA DI SODIO) CHE TRADIZIONALMENTE FANNO PARTE DELL'ELENCO DEGLI INGREDIENTI. CON AGLIO, PEPERONCINI THAILANDESI, CITRONELLA, SCORZA DI LIME, SUCCO DI LIME, MENTA E CORIANDOLO, NON TI MANCHERANNO.

1 cucchiaio di olio di cocco raffinato

2 libbre di pollo macinato (95% di petto magro o macinato)

8 once di funghi champignon, tritati finemente

1 tazza di cipolla rossa tritata finemente

1 o 2 peperoncini thailandesi, privati dei semi e tritati finemente (vedi mancia)

2 cucchiai di aglio tritato

2 cucchiai di citronella tritata finemente *

¼ di cucchiaino di chiodi di garofano macinati

¼ di cucchiaino di pepe nero

1 cucchiaio di scorza di lime finemente sminuzzata

½ tazza di succo di lime fresco

⅓ tazza di foglie di menta fresca ben confezionate, tritate

⅓ tazza di coriandolo fresco ben confezionato, tritato

1 lattuga iceberg a testa, separata in foglie

1. In una padella molto capiente scaldare l'olio di cocco a fuoco medio-alto. Aggiungere il pollo macinato, i funghi, la cipolla, i peperoncini, l'aglio, la citronella, i chiodi di garofano e il pepe nero. Cuocere per 8-10 minuti o fino a

quando il pollo è cotto, mescolando con un cucchiaio di legno per rompere la carne mentre cuoce. Scolare se necessario. Trasferisci il composto di pollo in una ciotola molto grande. Lasciate raffreddare per circa 20 minuti o fino a quando non è leggermente più caldo della temperatura ambiente, mescolando di tanto in tanto.

2. Mescolare la buccia di lime, il succo di lime, la menta e il coriandolo nella miscela di pollo. Servire in foglie di lattuga.

* Suggerimento: per preparare la citronella, avrai bisogno di un coltello affilato. Taglia il gambo legnoso dal fondo del gambo e le dure lame verdi nella parte superiore della pianta. Rimuovere i due strati esterni più resistenti. Dovresti avere un pezzo di citronella lungo circa 6 pollici e bianco-giallo pallido. Tagliare il gambo a metà orizzontalmente, quindi tagliare di nuovo ciascuna metà a metà. Affetta molto sottilmente ogni quarto del gambo.

HAMBURGER DI POLLO CON SALSA DI ANACARDI DI SZECHWAN

PREPARAZIONE: 30 minuti di cottura: 5 minuti grill: 14 minuti per 4 porzioni

L'OLIO AL PEPERONCINO FATTO RISCALDANDO L'OLIO D'OLIVA CON PEPERONCINO TRITATO PUÒ ESSERE UTILIZZATO ANCHE IN ALTRI MODI. USALO PER SOFFRIGGERE LE VERDURE FRESCHE O CONDISCILE CON UN PO 'DI OLIO AL PEPERONCINO PRIMA DI ARROSTIRE.

2 cucchiai di olio d'oliva

¼ di cucchiaino di peperone rosso tritato

2 tazze di anacardi crudi, tostati (vedi mancia)

¼ di tazza di olio d'oliva

½ tazza di zucchine sminuzzate

¼ di tazza di erba cipollina tritata finemente

2 spicchi d'aglio, tritati

2 cucchiaini di scorza di limone finemente sminuzzata

2 cucchiaini di zenzero fresco grattugiato

1 libbra di pollo macinato o petto di tacchino

SALSA DI ANACARDI DI SZECHWAN

1 cucchiaio di olio d'oliva

2 cucchiai di scalogno tritato finemente

1 cucchiaio di zenzero fresco grattugiato

1 cucchiaino di polvere cinese alle cinque spezie

1 cucchiaino di succo di lime fresco

4 foglie di lattuga verde o burro

1. Per l'olio al peperoncino, in un pentolino unire l'olio d'oliva e il peperoncino tritato. Riscaldare a fuoco basso per 5 minuti. Togliere dal fuoco; lasciate raffreddare.

2. Per il burro di anacardi, mettere gli anacardi e 1 cucchiaio di olio d'oliva in un frullatore. Coprite e frullate fino a ottenere una crema, smettendo di raschiare i lati secondo necessità e aggiungendo altro olio d'oliva, 1 cucchiaio alla volta, fino a quando non sarà stato utilizzato l'intero ¼ di tazza e il burro sarà molto morbido; mettere da parte.

3. In una ciotola grande unire le zucchine, l'erba cipollina, l'aglio, la scorza di limone e i 2 cucchiaini di zenzero. Aggiungi il pollo macinato; mescolare bene. Forma il composto di pollo in quattro polpette spesse ½ pollice.

4. Per una griglia a carbone oa gas, posizionare i tortini sulla griglia unta direttamente a fuoco medio. Coprire e grigliare per 14-16 minuti o fino al termine (165 ° F), girando una volta a metà cottura.

5. Nel frattempo, per la salsa, in una piccola padella scaldare l'olio d'oliva a fuoco medio. Aggiungere lo scalogno e 1 cucchiaio di zenzero; cuocere a fuoco medio-basso per 2 minuti o finché lo scalogno non si ammorbidisce. Aggiungere ½ tazza di burro di anacardi (conservare in frigorifero il restante burro di anacardi per un massimo di 1 settimana), olio al peperoncino, succo di lime e polvere di cinque spezie. Cuocere per altri 2 minuti. Togliere dal fuoco.

6. Servire le polpette sulle foglie di lattuga. Condire con la salsa.

IMPACCHI DI POLLO TURCO

PREPARAZIONE: 25 minuti di riposo: 15 minuti di cottura: 8 minuti per: da 4 a 6 porzioni

"BAHARAT" SIGNIFICA SEMPLICEMENTE "SPEZIA" IN ARABO. UN CONDIMENTO PER TUTTI GLI USI NELLA CUCINA MEDIORIENTALE, È SPESSO USATO COME SFREGAMENTO SU PESCE, POLLAME E CARNE O MESCOLATO CON OLIO D'OLIVA E USATO COME MARINATA DI VERDURE. LA COMBINAZIONE DI SPEZIE CALDE E DOLCI COME CANNELLA, CUMINO, CORIANDOLO, CHIODI DI GAROFANO E PAPRIKA LO RENDE PARTICOLARMENTE AROMATICO. L'AGGIUNTA DI MENTA SECCA È UN TOCCO TURCO.

⅓ tazza di albicocche secche non insaporite

⅓ tazza di fichi secchi tagliati

1 cucchiaio di olio di cocco non raffinato

1 ½ libbra di petto di pollo macinato

3 tazze di porri a fette (solo parti bianche e verde chiaro) (3)

⅔ di peperoni dolci verdi e / o rossi medi, tagliati a fettine sottili

2 cucchiai di condimento Baharat (vedi ricetta, sotto)

2 spicchi d'aglio, tritati

1 tazza di pomodori a pezzi e senza semi (2 medi)

1 tazza di cetriolo tritato e senza semi (½ mezzo)

½ tazza di pistacchi sgusciati non salati, tostati (vedi mancia)

¼ di tazza di menta fresca tagliata

¼ di tazza di prezzemolo fresco sminuzzato

Da 8 a 12 foglie di lattuga grandi o bibb

1. Mettere albicocche e fichi in una piccola ciotola. Aggiungere ⅔ tazza di acqua bollente; lasciate riposare per 15 minuti. Scolare, riservando ½ tazza di liquido.

2. Nel frattempo, in una padella molto capiente, scaldare l'olio di cocco a fuoco medio. Aggiungi il pollo macinato; cuocere per 3 minuti, mescolando con un cucchiaio di legno per rompere la carne mentre cuoce. Aggiungere i porri, il peperone dolce, il condimento Baharat e l'aglio; cuocere e mescolare per circa 3 minuti o fino a quando il pollo è cotto e il pepe è appena tenero. Aggiungere le albicocche, i fichi, il liquido conservato, i pomodori e il cetriolo. Cuocere e mescolare per circa 2 minuti o fino a quando i pomodori e il cetriolo iniziano a rompersi. Mescolare i pistacchi, la menta e il prezzemolo.

3. Servire il pollo e le verdure in foglie di lattuga.

Condimento Baharat: In una piccola ciotola unire 2 cucchiai di paprika dolce; 1 cucchiaio di pepe nero; 2 cucchiaini di menta secca, finemente tritata; 2 cucchiaini di cumino macinato; 2 cucchiaini di coriandolo macinato; 2 cucchiaini di cannella in polvere; 2 cucchiaini di chiodi di garofano macinati; 1 cucchiaino di noce moscata macinata; e 1 cucchiaino di cardamomo macinato. Conservare in un contenitore ermeticamente sigillato a temperatura ambiente. Rende circa ½ tazza.

GALLINE DELLA CORNOVAGLIA SPAGNOLA

PREPARAZIONE: 10 minuti di cottura: 30 minuti di grigliatura: 6 minuti di cottura: da 2 a 3 porzioni

QUESTA RICETTA NON POTREBBE ESSERE PIÙ SEMPLICE—E I RISULTATI SONO ASSOLUTAMENTE SORPRENDENTI. ABBONDANTI QUANTITÀ DI PAPRIKA AFFUMICATA, AGLIO E LIMONE CONFERISCONO A QUESTI PICCOLI UCCELLI UN GRANDE SAPORE.

2 galline della Cornovaglia da 1 ½ libbra, scongelate se congelate

1 cucchiaio di olio d'oliva

6 spicchi d'aglio, tritati

2-3 cucchiai di paprika dolce affumicata

¼ a ½ cucchiaino di pepe di Caienna (facoltativo)

2 limoni, tagliati in quarti

2 cucchiai di prezzemolo fresco tritato (facoltativo)

1. Preriscaldare il forno a 375 ° F. Per tagliare in quattro le galline selvaggina, usa delle forbici da cucina o un coltello affilato per tagliare lungo entrambi i lati della stretta spina dorsale. Apri l'uccello con la farfalla e taglia la gallina a metà attraverso lo sterno. Rimuovere i quarti posteriori tagliando la pelle e la carne che separa le cosce dal petto. Mantieni intatti l'ala e il seno. Strofina l'olio d'oliva sui pezzi di gallina della Cornovaglia. Cospargere di aglio tritato.

2. Mettere i pezzi di gallina, con la pelle rivolta verso l'alto, in una padella da forno extra-grande. Cospargere con paprika affumicata e pepe di Caienna. Spremi i quarti di

limone sulle galline; aggiungere i quarti di limone nella padella. Gira i pezzi di gallina con i lati della pelle nella padella. Copri e inforna per 30 minuti. Rimuovere la padella dal forno.

3. Preriscaldare la griglia. Usando le pinze, gira i pezzi. Regolare la griglia del forno. Griglia per 4-5 pollici dal fuoco per 6-8 minuti fino a quando la pelle è dorata e le galline sono cotte (175 ° F). Condire con il succo di padella. Se lo si desidera, cospargere di prezzemolo.

GALLINE DELLA CORNOVAGLIA AL PISTACCHIO CON INSALATA DI RUCOLA, ALBICOCCHE E FINOCCHI

PREPARAZIONE: 30 minuti di freddo: da 2 a 12 ore arrosto: 50 minuti di riposo: 10 minuti per 8 porzioni

UN PESTO DI PISTACCHIO FATTO CON PREZZEMOLO, TIMO, AGLIO, SCORZA D'ARANCIA, SUCCO D'ARANCIA E OLIO D'OLIVA VIENE INFILATO SOTTO LA PELLE DI OGNI UCCELLO PRIMA DELLA MARINATURA.

4 galline di selvaggina della Cornovaglia da 20 a 24 once

3 tazze di pistacchi crudi

2 cucchiai di prezzemolo fresco italiano (a foglia piatta) sminuzzato

1 cucchiaio di timo tritato

1 spicchio d'aglio grande, tritato

2 cucchiaini di scorza d'arancia finemente sminuzzata

2 cucchiai di succo d'arancia fresco

¾ tazza di olio d'oliva

2 cipolle grandi, tagliate a fettine sottili

½ tazza di succo d'arancia fresco

2 cucchiai di succo di limone fresco

¼ di cucchiaino di pepe nero appena macinato

¼ di cucchiaino di senape secca

2 pacchetti da 5 once di rucola

1 finocchio a bulbo grande, tagliato a fettine sottili

2 cucchiai di foglie di finocchio sminuzzate

4 albicocche, snocciolate e tagliate a spicchi sottili

1. Sciacquare le cavità delle galline di selvaggina della Cornovaglia. Legare le gambe insieme con lo spago da

cucina 100% cotone. Infila le ali sotto i corpi; mettere da parte.

2. In un robot da cucina o in un frullatore unire i pistacchi, il prezzemolo, il timo, l'aglio, la buccia d'arancia e il succo d'arancia. Frullare fino a formare una pasta grossolana. Con il processore in funzione, aggiungi ¼ di tazza di olio d'oliva in un flusso lento e costante.

3. Usando le dita, allenta la pelle sul lato del petto di una gallina per fare una tasca. Distribuire un quarto della miscela di pistacchi in modo uniforme sotto la pelle. Ripetere con le galline rimanenti e la miscela di pistacchi. Distribuire le cipolle affettate sul fondo della teglia; posizionare le galline, con il petto rivolto verso l'alto, sopra le cipolle. Copri e metti in frigorifero per 2-12 ore.

4. Preriscaldare il forno a 425 ° F. Galline arrosto per 30-35 minuti o fino a quando un termometro a lettura istantanea inserito in un muscolo della coscia non registra 175 ° F.

5. Nel frattempo, per condire, in una piccola ciotola unire il succo d'arancia, il succo di limone, il pepe e la senape. Mescolare bene. Aggiungere il restante ½ tazza di olio d'oliva in un flusso lento e costante, mescolando continuamente.

6. Per l'insalata, in una grande ciotola unire la rucola, il finocchio, le fronde di finocchio e le albicocche. Condire leggermente con condimento; lanciare bene. Prenota una medicazione aggiuntiva per un altro scopo.

7. Togliere le galline dal forno; tendete senza stringere con un foglio e lasciate riposare 10 minuti. Per servire, dividere

l'insalata in modo uniforme su otto piatti da portata. Tagliare le galline a metà nel senso della lunghezza; mettere metà delle galline sulle insalate. Servite subito.

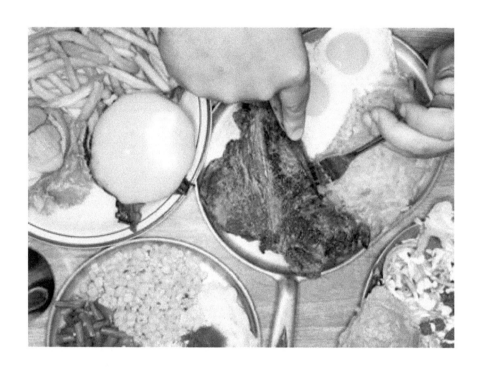

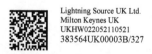

Lightning Source UK Ltd.
Milton Keynes UK
UKHW022052110521
383564UK00003B/327

9 781802 901696